拝啓 病院の皆様

聴覚障害者が出合うバリアの解消を

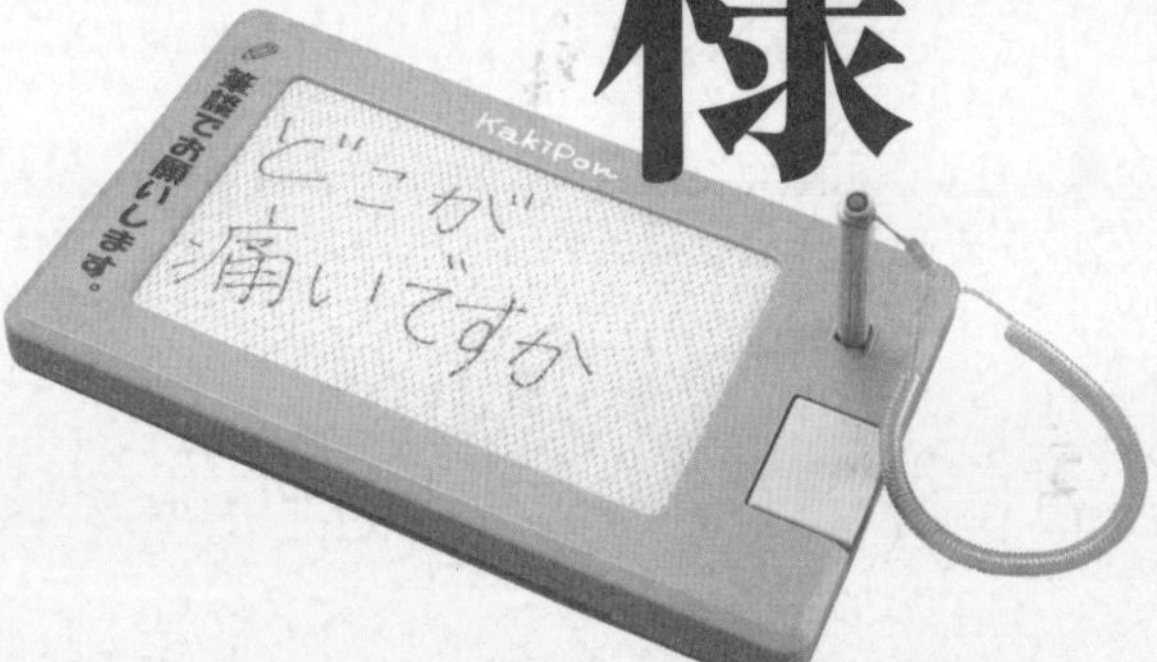

中園秀喜

現代書館

この本を読まれる聞こえる方は「まえがき」の部分だけでも大きなガラス張りの部屋に入って読んでいただきたい。周りの騒音も、愛する人の声も聞こえないと思います。寂しく、辛い思いをすることもあるでしょう。時としては火災警報器の音も聞こえず、また、医者や看護師の指示も聞こえず、命を落とす心配もあります。あなたは五分間だけでも静寂の世界を試すことができます。聴覚障害者（ろう者や完全失聴者など）は一生このような生活です。

私たち聴覚障害者の願いは、どのような環境に置かれていても、聴覚障害者にはそれなりに分かる方法で情報を伝えていただきたいのです。また、コミュニケーションしていただきたいのです。

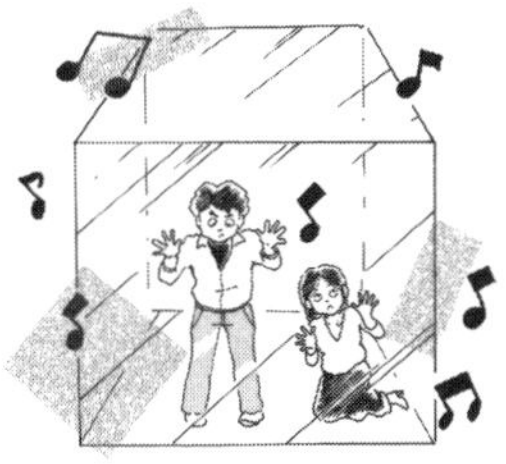

聞こえなくても人間です。
情報は公平に、平等に……。

お断り。聴覚障害者も読むので特に難解な言葉などにはルビを振り、注釈も加えた。

特に断りのない限り、ろう者・難聴者・中途失聴者などは聴覚障害者、聞こえる人は聴者、医師・看護師・臨床検査技師・栄養士などは医療従事者、病院・医院などは医療機関とした。

本書の中には重複している部分も随所に見られます。これは大切なことで、ぜひ、覚えていただきたいためです。ご了承ください。

拝啓　病院の皆様＊目次

まえがき：「あんたはガンだ」――聴覚障害者にも公平に……………………6

一章「あんたはガンだ」――医療機関と聴覚障害者観……………………17

二章　医療機関、七三％が改善要望――聴覚障害者にも優しい医療機関を目指して　77

A　聴覚障害者の特性　77／B　聴覚障害問題は深刻　78／C　医療で出合う問題　80／
D　コミュニケーション81／E　場面別の問題点　89／F　呼び出し・案内放送　96／
G　カルテ　99／H　説明・案内　100／I　薬局・薬　105／J　各種検査　108／
K　一一九番への連絡方法　116／L　救急センター・救急車　121／M　警報　122／
N　時間管理　126／O　テレビ　127／P　電話　128／Q　視聴覚機器及び貸し出し　131／

R　案内・表示　133／S　マニュアル　138／T　案内表示　139／U　展示・PR　147／
V　その他　150／

三章　「聞えない」って、なに??――誤解だらけの医療機関……153
A　聴覚障害はいろいろ　153／B　聴覚障害とコミュニケーション　157／
C　機能、形態障害、社会的不利　158／D　聴覚障害教育　159／
E　失聴時期と生活体験・文化などの違い　161／F　人間関係にみられる問題　165／
G　ろう者と中途失聴者の価値観の違い　167／

四章　医療従事者間の神話――間違いだらけの聴覚障害者観……170
A　聴覚障害者はしゃべれるの??　170／B　補聴器をかけていると聞えている?　171／
C　話せる聴覚障害者は声が聞こえる?　176／D　すべての聴覚障害者は筆談で通じる?　177／
E　聴覚障害者は口話（読唇）が上手?　181／F　すべての聴覚障害者は手話で話す?　186／
G　万能なコミュニケーション手段はない　194／H　情報を伝えることの大切さ　195／

I　通訳派遣・モラル　197／J　現場の悩み　198　K　要約筆記者の養成と派遣　199／

五章　誤解の多い医療機関――敷居が高い医者……202

A　医者優先の社会　202／B　医療機関の反応　204／

六章　聞えることが当たり前か――情報バリアフリーを妨げているもの……210

A　医療機能評価機構にモノ申す――評価は聴覚障害者にも公平に　210／
B　総務省・消防庁にモノ申す――消防法は聴覚障害者にも公平に　219／
C　国土交通省にモノ申す――バリアフリー新法はすべての人に公平に　225／

七章　すべての人に優しい医療機関に――情報提供のポータルサイトに……249

A　医療機関に常備してほしい機器　249／B　院内貸し出しシステムの構築を　256／

C　聴覚障害者用日常生活用具　259／D　制度の紹介（補装具、聴覚障害者日常生活用具）　263／
E　障害学を必須科目に　265／F　お薦めの本（順不同・税込み）　266／
あとがきにかえて——正常な社会とは……………………………………270

装幀　若林繁裕

まえがき：「あんたはガンだ」——聴覚障害者にも公平に

二〇〇六年一月、新年早々、血尿が出た。検査入院で、「あんたはガンだ」と宣告された。五月にガンの摘出手術のため入院した。

二〇日間という長いようで短いような時間だったが、医者、看護師、栄養士など医療従事者が入れ替わり立ち替わり、まるで「日替わりランチ」のように関わってくる。反応もいろいろ。この間に感じたことなど、それ以前に集めていたデータを基に意見などを開陳していきたい。

かつては不治の病気と言われていたガンも、早期発見した場合は治る可能性が高いという。医学の進歩には目を見張るモノがある。日本人の平均年齢は五〇歳を超え、人生は八〇年以上になっている。医学の進歩がそれに貢献したことは否定しない。だが、聴覚障害に関して医療従事者の対応はどうだったか。

私は三歳のときに猩紅熱《しょうこうねつ》で失聴してから四一歳までは難聴。補聴器を装用してきた。永年、愛顧してきた補聴器も場所などによっては物足りず、手話も併用してきた。激務がたたったのか、四一歳のある日、突発性難聴になり完全に失聴した。

怪我をした人や病気の人に対してはできる限りのことをして健康な生活に戻れるようにするのが医師としての責任であり、使命という。一方、「インフォームド・コンセント」という言葉も最近、耳にする。日本では平成二（一九九〇）年頃から広がり、盛んに使われるようになってきた。この意味は患者の症状や治療や検査方法や手術方法などを、患者にも分かりやすく説明して進めるという考え方らしい。「患者の症状などは医師が分かっていればよい。患者は医師の言うとおりにしなさい」というこれまでの論理が通用しなくなったということだろう。単刀直入に言えば、「医者本位」から「患者本位」の医療に変わってきたということだろう。

聴覚障害者が利用しにくい施設ワースト7

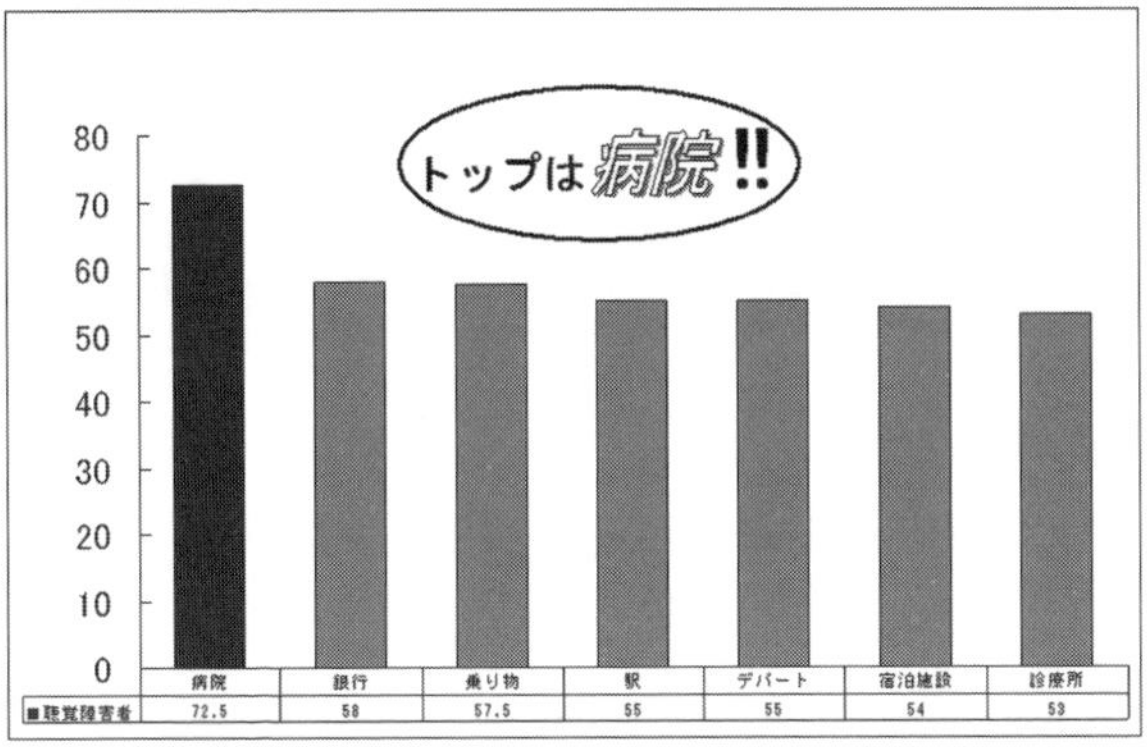

「患者本位」とは、医学的な回復が困難と判断されたら、残された力を活かしていくことをアドバイスすることも医師の役割ではなかろうか。リハビリテーションに力を注ぐ医療機関も増えてきた。結構なことだと思う。だが、聴覚障害は医療機関でも「蚊帳《かや》の外《そと》」に置かれている感がある。加えて、利用しやすい環境でもない。

ある調査報告書によると、聴覚障害者が一番不便を感じている施設が医療機関であり、七三%の聴覚障害者がクレームをつけている（前頁グラフ参照）。こんな話をしたら、ある医療従事者は「患者サービスの仕事をして二〇年になるが、聴覚障害者からクレームを聞いたことがない」と。肢体障害者や視覚障害者の不便さは外見上、判断できるが、聴覚障害は障害が見えない。何に不便を感じているのか、周りの人は理解できない。これ自体がバリアなのだ。聴覚障害者の不便さなどは自分から申し出ない限り、改善につながらないのも事実だ。それ故に、遠慮しないで要望すべきと話している。伝えるための手段を知っている人はよいが、例えば、手話を使う人は手話のできる聴者でも間にいないと伝えにくい。あるいは手話のできる聴者が手話を翻訳して伝えるとか工夫する必要があると思う。

一方では「聴覚障害者は歩くことには不便はないのに何が不満か」と言う医療従事者もいる。バリアフリーと言えば、一般的には肢体障害者や高齢者を連想する。しかし、障害者の中には聴覚障害者も含まれていることを忘れないでいただきたい。聴覚障害者は主に音と音声言語によるコミュニケーションの壁にぶつかっている。言い換えれば聴覚障害者は周りの情報が入らない、入りにくいこと、また聞こえない、聞こえにくい故にコミュニケーションが困難だ。これが問題なのだ。私たちはこれを「情報のバリア」と呼び、解消するために「情報バリアフリー」の必要性を話しているのだ。特にどのような場面で、不便を感じているのだろうか。

①

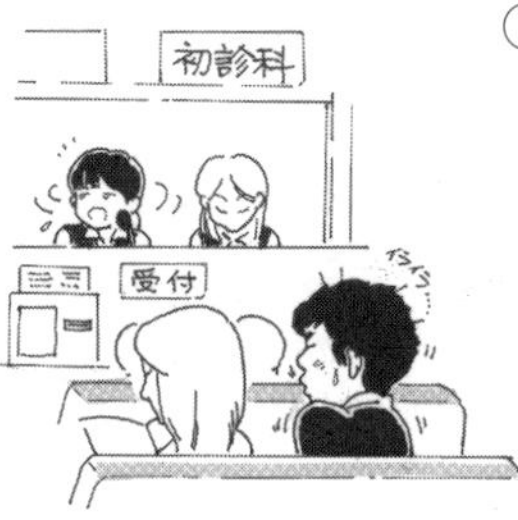

受付で名前を呼ばれても分からない。

②

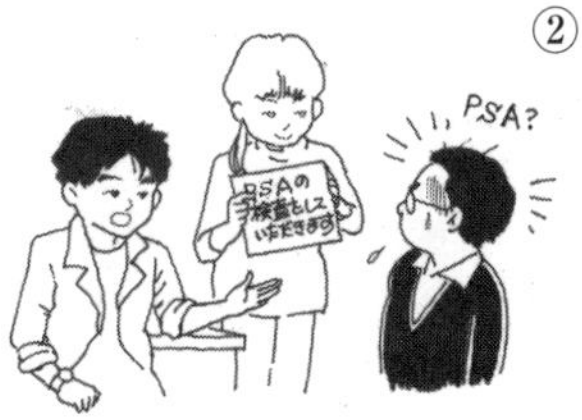

医師、看護師の説明が分からない。

③

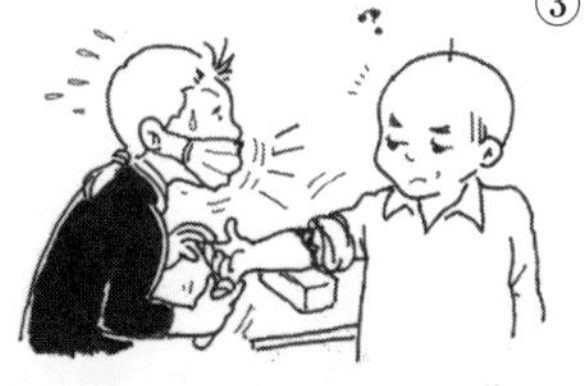

後ろ向き、下向きで、マスクをしたまま話されても分からない。

④

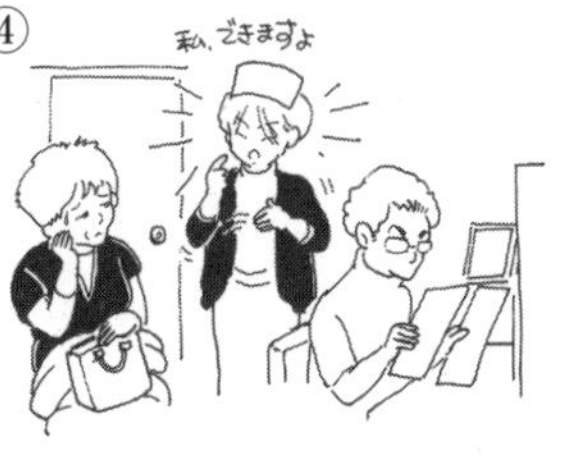

聴覚障害、特に中途失聴に対する関心が乏しい。

⑤

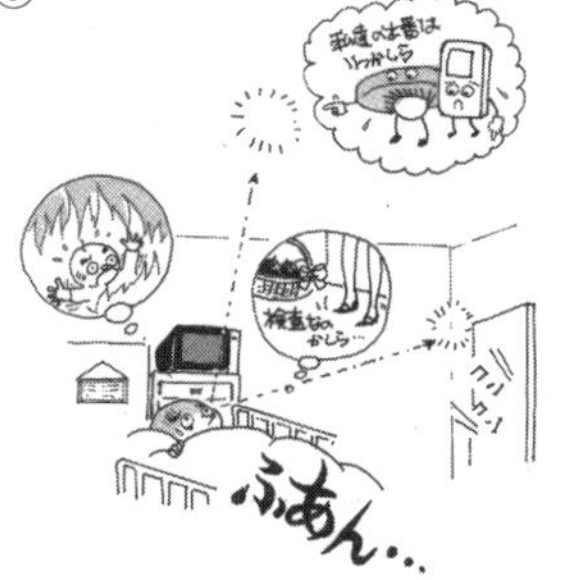

災害時の情報保障がない。

⑥

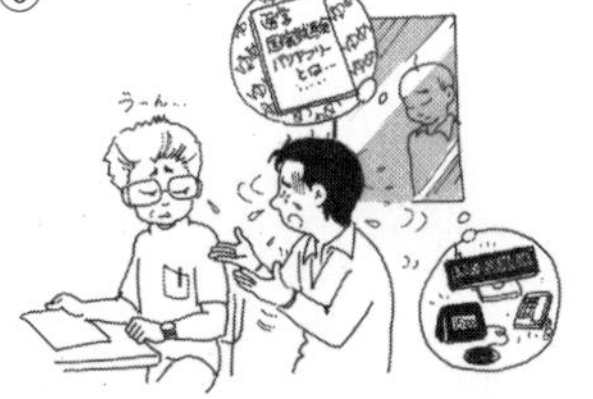

補聴器や補聴援助機器に関する情報を教えてくれない。

他方、聴覚障害者とのコミュニケーションの問題はどうなのか。聴覚障害者のコミュニケーション手段としては手話、筆談、口話、補聴器などいろいろあるが。

聴覚障害者と言えば、ほとんどの人が手話を連想する。手話は、これまで日陰に置かれていた聴覚障害者にスポットをあてたという点では偉大な貢献をしている。医療従事者の中にも手話ができる人が増えたことは歓迎する。だが、現実には厚生労働省の『障害者実態調査報告書』平成十三（二〇〇一）年版によると、手話ができる人は一五・四％に過ぎないという現実はあまりにも知られていない。

一方、医療従事者の中には「聴覚障害者はみんな手話ができる」、「口話ができる」などと思い込んでいる人もいる。変な神話が蔓延《まんえん》している。

それどころか、内視鏡検査室、眼科検査など暗いところでは口話、手話、筆談はほとんど使えない。一方、レントゲン検査、聴力検査などでは、多くの聴覚障害者は医師や技師の指示がわからない。補聴器を装用している人も補聴器を外さなくてはならないし、この間のコミュニケーションにも苦労しているという環境的な問題もある。

そればかりか、聴覚障害者の生活面の困難さを知っている医療従事者は驚くほど少ない。例えば、家では玄関チャイムが聞こえない、お湯が沸騰した音に気づかず台所を焦がしたとか、役所や銀行等の窓口での呼び出しが聞こえない、道路では車のクラクションが聞こえない、会社では、電話対応や会議のときに困るとか、補聴器装用者はうるさいところでは会話しにくいなど様々な問題があるのに。

これは他人事ではない。日本の高齢化率は二〇%を超え、国民の五人に一人が高齢者だ。年をとれば耳・目・足などに不便を感じていく。どこから悪くなるのか、これは「イタズラ好きの神様」しか知らないが、耳・目・足などに不自由があっても、それなりに「障害」と生涯を共にしたいと思う。「ありのままの姿」で生活したいと思う。

中途失聴者になった人はまず、医療機関に助けを求める。だが、十分に応えられる医療従事者は驚くほど少ない。それどころか、様々な混乱や誤解がある。主たる原因は何か。「障害」についてほとんど知らないことだ。また、特に聴覚障害に関する知識が乏しいのは看護師養成学校、医師養成学校などで「障害学」が履修されていないこと、また、研修の一環としても各障害者に接する機会が少ないことも原因の一つかも知れない。

解決するにはどうしたらよいのか。まず、医療従事者が障害についてあらゆる角度から学ぶことが先決と思う。(基本的には、障害のある子どもも、ない子どもも小さいときから自然な形でふれあうことから始めるのがよいのだが)現状では看護学校生や医学生のときから学ばせるしか解決方法はなさそうだ。この過程で聴覚障害者の生活に役立つ機器なども学校の中に用意して、見て、触って、体験したほうがよいと思う。

リハビリテーションの問題もある。聴覚障害者になった人々へのリハビリテーションに関する知識が乏しいということだ。

聴覚障害者の九九％は中途失聴・難聴者。中途失聴者は事故や病気で「聞こえる世界」から「聞こえない世界」に突き落とされた人々。かれらのショックは計り知れないものがある。多くの人が自殺を考えたという。数年かかっても「障害を受容」できていない人もいる。このような心理状態がコミュニケーションや人格形成などにも影響している。中途で聴覚障害を負っても、その後に正しいリハビリテーションを受けることにより、視覚で代償できる多くのことを身体で覚える工夫を加えることによって、多少の不自由さはあっても生活や仕事に復帰できるのだが、聴覚障害は医療機関で治すことができなければ、「はい、それまでよ」がほとんどだ。これは患者にとって一番辛い。大切なことは残された力を活かして社会復帰するための道しるべをアドバイスすることだと思う。

さらに、補聴器や補聴援助機器があること、自立を支援するための福祉制度もあること、同じ障害をもつ者がいること、その団体があることなど。それをアドバイスするだけでも「生きることをすごく勇気づけられる」はずだ。

特に、中途失聴者は「障害の受容」がなかなか難しいので、そのための相談窓口になる聴覚障害外来はあってもよいと思う。だが、全国的に見ても一カ所しかない。ようやく、昭和大学病院にも聴覚障害外来が創設されようとしている。

医療機関内の聴覚障害者に対する配慮が乏しいのは、法律や評価上の問題もある。火災などが発生した場合は、それを告げる非常ベルも聞こえないという問題もある。こちらは消防法に、聴覚障害者には「音以外の方法で知らせなければならない」という条項が記載されていないことも原因だ。

また、聴覚障害者＝情報障害者なのだが、これを解消するためには情報バリアフリーの推進が必要だ。しかし、バリアフリー法（「高齢者・身体障害者等の公共交通機関を利用した移動の円滑化の促進に関する法律」）や、財団法人日本医療機能評価機構の「医療機能評価制度」に情報バリアフリーが一行も記載されていないことも大きな問題と感じている。

何故、聴覚障害者に対する関心が薄いのか。他の障害は不便さが外から見ても分かるが、聴覚障害者は外から見たところ元気な人と変わらない。どこで、どのような不便を感じているのか理解できないことが、医療機関の聴覚障害者に対する配慮を遅らせている原因の一つかも知れない。

意識の持ち方の問題もある。医療従事者に限ったことではないが、聞こえる人（※断りのない限り、以降、聴者とする）に合わせて物事を進めているから、聴覚障害者はしばしば蚊帳の外に置かれやすい。たとえ障害をもっても「ありのままの姿」で生活していきたい。大切なことは障害者を社会（医療機関）に合わせるのではなく、社会（医療機関）を障害者に合わせていくという意識が乏しい。「聞こえることが当たり前」と考えているあたりが問題だと思う。この発想を転換することが、問題解決のスタートラインになるような気がする。

今の時代はいつ、どこで何が起きても不思議ではない。「歩ける」「見える」「聞こえる」、いわゆる「元気な人」も事故、病気などによって「障害者」の仲間入りする可能性は大いにある。高齢者は一昔、一〇人に一人だっだが、今は五人に一人になっている。このうち、何らかの障害をもっている人は二人に一人だ。

聴覚障害者は軽度の難聴者を含めると現在、六〇〇万人以上。二〇五〇年には八〇〇〇万人以上に増加すると言われている。ほとんどが高齢者だ。G・R・フォード、R・W・レーガン、G・ブッシュ、W・J・クリントンという歴代の米国大統領やソニーの創業者、井深大氏、松下電器（パナソニック）の創業者、松下幸之助氏なども難聴者だ。今、「元気な人」も「明日は我が身」という意識をもって取り組んでいただきたい。

聴覚障害者用に開発された商品・サービスはそうでない人にもプラスになるはずだ。一例をあげると、エジソンが考案した電話は元々、難聴の婦人のために、また、携帯電話／PHS用電話の振動機能は元々、電話の着信音が聞こえない聴覚障害者のために考えたものだ。振動式腕時計、発光タイマーもそうだ。いつの間にか、聞こえる人の間にも普及してしまった。

これはサービスにも言える。手話のできる人を雇用することは手話を必要とする患者に安心感を与える。これは言葉が通じない異国で、日本語の話せる人が医療機関にいれば、それだけでも安心して治療にかかれるのと同じ理屈だ。それどころか、「患者本位」の医療機関というPRにも使えるし、医療機関のイメージアップ、そして経済的効果にも貢献するはずだ。

具体的に言えば、「LED（発光ダイオード）付き電光文字表示器」は医師や窓口の職員の指示を見て分かる形で伝えるものだ。聴覚障害者だけでなく、聴者にも分かりやすいはずだ。（加えて、「情報バリアフリー」とは単に、聴覚障害者だけでなく、文字が判読できない視覚障害者や日本語を母語としていない外国人も対象になる。最近、日本の医療機関でも英語圏、中国語圏、韓国語圏の患者も増えている。医療従事者の中にその国の言葉が分かる人がいればそれにこしたことはないが、普通は言葉の壁にぶつかり、パニックになりやすい。この「ＬＥＤ付き電光文字表示器」は日本語の他に、英語なども表示できる。）患者の負担を減らすことは医療従事者の負担を減らすことにもつながるはずだ。

だが、医療機関で聴覚障害者に役立つ商品・サービスは少ない。医療機関の様々な委員会を傍聴していると「医師や看護師の負担を軽くしたい」という話はよく聞くが、患者の負担を軽くしたいという話はあまり聞こえてこない。「患者優先」ではなく「医者優先」のにおいが強く感じられると思うのは私だけだろうか。

入院などの流れを患者自身が把握でき、十分な説明と同意を謳った「インフォームド・コンセント」を持ち出すまでもなく、まず、患者の声を聞く。すべてはここから出発する。何をするにしても、必要なのは医療従事者の意識の変革と思う。

社会はそこにいるすべての人々による「共同創作品」と思う。今回は医療機関における聴覚障害者問題を広く、浅く、紹介した。つかみ所がないと言う人もいるかも知れない。が、聴覚障害者問題はこれだけ根深いということを知っていただきたい。そして、少しでも「患者本位」の病院に近づいていくこと、とりわけ、忘れられがちな聴覚障害者にもやさしい医療機関になることを期待したい。このつたない一文が少しでもお役に立てれば幸いです。

一章「あんたはガンだ」——医療機関と聴覚障害者観

一月五日

平成十八（二〇〇六）年に入ってから血尿が出た。しばらく様子を見たが血尿が止まらない。都内の総合病院の泌尿器科に行った。担当の医師に症状を説明した。「聞こえないので書いて話してください」とお願いした。マスク越しに何やら喋《しゃべ》っている。「マスク越しの会話は無理です」と言うと、今度はマスクを外して話しかける。「口許《くちもと》を見てくれ」と言いたげだ。金魚が口をパクパクさせているのと同じ。何を話しているのか、分からない。「あなた、テレビの音を消して画面を見て下さい。アナウンサーが話している内容を理解できますか？」と逆に聞きたくなる。持参した簡易筆談器「かきポンくん」を差し出し、「これで、こうやって書いていただければ幸いです」とお願いした。そこにはレントゲン、血圧、採血などの検査を受けてくれ、と書いた。ものわかりがよさそうな医師という感じがした。

まず、レントゲン検査。検査に先立ち、私は「聞こえません。書いて説明してください」と伝えた。他の検査技師とも相談してきた。いろいろ考えたようだ。レントゲン技師がメモ書きで伝えた。こんな内容だった。

指示1

・本日は、下腹部《かふくぶ》のCT検査（コンピュータ断層撮影法）。
・検査中は何度か息を止めてもらいます。

指示2

・合図は部屋の電気が消えたら、息を吸って止めてください。
・電気がついたら息をしてください。
・この繰り返しです。

指示3

・右腕から点滴をして、そこから、造影剤を投入して検査します。薬で気分が悪くなったり、吐き気がする人がまれにいます。そのようなときは足をバタバタさせて教えてください。
・造影剤を注射します。
・造影剤を血管中に入れると身体が熱くなりますが、心配はいりません。
・注射したところはしばらく押さえてください。また、検査の終了後、水分は多めにとってください。

指示したいことは決まっているようだ。その都度、メモを見せるという方法で進めると言った。

続いて、肺呼吸検査。ここでも先ず、「聞こえませんから」と説明したら、この臨床検査技師は私の耳許で大声を出して話す。「どんなに大きく話されても聞こえません」と言うと、今度は軽度の難聴者が使う助聴器（拡聴器とも集音器とも言う）を持ってきて、耳に当てようとした。これを使えば、少しは聞こえると思い込んでいるようだ。「これでも聞こえません。筆談してください」とお願いした。今度はメモと鉛筆を私に向けて差し出す。なんのこっちゃ。「お宅が言いたいことを書いて、説明してくださいよ」と言い返した。何だかんだやりとりをして、ようやく検査技師は用件を自分が書くということを理解したようだ。が、肺呼吸検査は初めて受けたので要領がよく飲み込めない。何度もやり直す。検査技師のほうも面倒くさくなったのか、「はい、結構です」。

次は採血。ここでもあらかじめ「聞こえませんから筆談でよろしく」とお願いした。聴覚障害者は口話（読唇）ができると思い込んでいるようだ。こちらの検査技師は口をゆっくりさせて話した。「お名前は？」と来る。これくらいは分かったが。後がダメだ。

短時間の間に採血、肺呼吸、心電図などいろいろな検査があり、医療従事者の様々な対応ぶりを見てきた。めちゃくちゃだ。医療機関（に限ったことではないが）で働く人々は聴覚障害に関してどんな教育を受けてきたのかと思った。これでも財団法人日本医療機能評価機構から認定を受けている優良医療機関だ。聴覚関係以外は確かに優良のようだ。

　ともかく、一連の検査を終えて泌尿器科に戻った。医師は過去のカルテを基に比較して言う。「ＰＳＡ（※前立腺特異抗原）の検査は前回、平成十六（二〇〇四）年三月十八日は九・六六だが、今回、平成十八（二〇〇六）年一月五日は一〇・九七に上昇している」と。ＰＳＡと書かれても分からないし、その数字が何を意味しているのかも分からないが、担当医は最後に「症状としては前立腺ガンの疑いがある」と筆談。診断確定には組織検査が必要とも。

「念のために検査入院を。一月三十一日に実施したい」と筆談。

　検査入院に先立ち、一月五日の検査の結果は左水腎症《すいじんしょう》、尿管腫瘍《にょうかんしゅよう》、尿路腫瘍《にょうろしゅよう》の疑いあり、と書いて知らせてくれた。しかし、初めて見た字だ。読み方も分からない。

　医師は「検査方法としては尿管カテーテル法（※尿採取、造影）。⇩経尿道的に尿管に細い管を挿入し、検査。場合によっては尿管鏡検査も、検査に伴う危険性」など書いて説明してくれた。口頭でも説明したが基本的には単語の羅列なので、漢字のパズルにつきあわされているような感じだった。「分かりにくい」が、正直な感想だ。

　一月三十一日

　検査入院。それに先立ち、「尿管ステント説明書」を基に検査説明を受けた。

　初めは説明書をなぞりながらの口頭説明だった。何のことか分からず息子（二六歳）に手話通訳を頼んだが、息子も聞き慣れない言葉に戸惑い、どのように手話で表現したらよいのか困ったようだ。ほとんど指文字で表したが、私は指文字は読めても初めて聞く医学用語の連発には戸惑った。頭に来た。

「素人にも分かりやすく説明してくださいよ」

医師は途中から、要点を紙に書いて説明を続けた。「会陰部？」つまり、「肛門とチンポコの間のこと」。それなら初めからそう言えばよいのだ。時間の無駄だ。うろ覚えだが、要するに肛門の近くから太い針を刺し、前立腺の一部を六カ所から一二カ所、採取・検査するという。

その後、検査に伴う危険性、合併症、問題点などの説明があった。

・出血（血尿、血便）
・感染、発熱⇩抗菌剤を予防投与する。
・排尿障害、排尿痛⇩尿道カテーテル再留置。
・悪性の場合⇩ガンの治療を要す。
・麻酔の合併症（頭痛、腰痛、アレルギー、ショックなど）
・その他、脳梗塞《のうこうそく》、夜間せん妄、糖尿病の影響なども考えられる……。
・麻酔方法としては腰椎《ようつい》麻酔、予定時間は三〇分……など。

さらに「造影剤使用（CT、DIP、DIC、下肢静脈撮影、MRIなど）検査について説明書」（要旨）も渡された。

□あなたの現在の症状に対する原因を調べるために（CT、DIP、DIC、下肢静脈撮影、MRIなど）検査を行います。この際に造影剤（CT、DIP、DIC、下肢静脈撮影の場合はヨード系造影剤、MRIの場合はガドリニウム造影剤および肝腫瘍診断の一部で鉄系造影剤）を静脈内に投与します。造影剤を用いることにより、病気をより明確に抽出できる利点があります。CTおよびMRIでは造影剤を用いない検査も可能ですが、診断価値が著しく低下することがあります。DIPおよびDIC、下肢静脈撮影では造影剤を使用せずに検査することはできません。
□造影剤は安全で……（略）
□即時性副作用が……（略）
□私たちは以上の事項について分かりやすく十分説明いたしました。納得された方は、同意書にご署名のうえ、検査予約時に放射線科受付にご提出いただくか、検査当日に放射線科または（CT、DIP、DIC、下肢静脈撮影、MRIなど）検査室にご提出ください。ご提出いただけない場合は、造影剤を用いない検査あるいは検査を中止とさせていただきます。……分かりやすく説明しました。

CT、DIP、DIC、下肢静脈撮影、MRIなど分からない。ヨード系造影剤、ガドリニウム造影剤、鉄系造影剤なども分からない。どこがどのように違うのかの説明も欲しいところだ。何が「分かりやすく十分説明しました」か。これが理解できるなら、間違ってもハーバード大学に合格できる⁉　医師への点数は「もっと頑張りましょう」をあげたい。

　こんな難解な内容をきちんと理解し、手話に変えて、分かりやすく伝えられる手話通訳者は日本に一体何人いるのだろう。私は一応、文章が読めたが、意味はほとんど理解できなかった。どんなに上手な手話通訳者がいても、当の聴覚障害者が理解できない場合もある。

　その後、手術準備室に入り、全裸（「まな板の鯉」みたいだ。いくらなんでも気持ちが良くない）にされた上に下半身を消毒。その後、手術室に運ばれる。担当する人は手術準備室までは普通の看護師が二名、そこから手術室まではまた、別の青い作業衣を着た手術部看護師が二名。手術室ではまた別の集団に入れ替わった。医師が二名、看護師が四名か。ストレッチャー（手術用運搬車）から手術台に移動させられた。麻酔が効いているので自力では移動できない。手術の前に「よろしく」と言ったのかどうか知らないが、お互いに厳粛《げんしゅく》な面持ちで挨拶。それから腰椎麻酔《ようついますい》。メスが入った瞬間、突然地震に遭ったような気分になった。三〇分くらいしてから手術が終わり、こんどは逆の形で病室に戻った。

　この間のコミュニケーション方法は、手術部の看護師は以前、聴覚障害者の患者にも接したことがあったのか、あらかじめ用意していた筆談用のボードで「気分はどうですか」、「苦しいときは言ってください」、「点滴はもう少しで終わります」などの情報を書いて伝えてくる。以前はこんな配慮も考えられなかっただけに少しは安心した。麻酔が切れはじめると下半身が痛くなり出した。この間も点滴を受けたり、回診があったり、血圧や体温の測定など様々な作業が続けられる。寝ている間も同じだ。三〇分ないし六〇分ごとに何かやらされる。せわしい。

翌日の二月一日の午前中に主治医が尿管を取り外し、最後の検診。結果は二月四日に教えると筆談。この間に発熱、血尿などが認められたら早期に再診してほしいとも。たった、それだけ。となりのベッドの人とは五分くらい何やら話し込んでいたが。まもなくして病棟科長が来て「お帰りになって結構です」。私は「やった」。窓口で退院手続きなどをした後、医療機関を後にした。そのまま会社に戻り、いつものように仕事をした。トイレに立つと尿管あたりが痛いが我慢した。時間がたつと徐々に痛みも和らいできた。

翌日の二日以降は血尿も出ていないし、他に異常が見られなかったこともあって、検査の結果がわかる二月四日もさぼった。忙しさもあってしばらく通院しなかった。後で考えてみると病気および医師の所見を軽く見ていたようだ。

四月八日

「検査の結果は⁇」

四月に入ってから、ふとしたことで息子から言われた。やばいことになったかな。嫌な予感がした。あわてて結果を聞くために総合病院に行った。

「なぜ、(病理検査の結果が分かる)二月四日に来なかったのか」

問診席に着いたとたんに担当医師からこっぴどく叱られた。

「来週、レントゲン検査をやり直す」「次回は他の家族も同席してほしい」と、持参した簡易筆談器に書いた。字体は乱暴だった。イライラしている様子が見えた。何か不吉なものを感じた。四月十二日にレントゲン検査し、その結果は四月十三日に分かるとも。

四月十二日

息子の病気や会社のことが気になっていたが、一日や二日休んだところで会社がつぶれるわけでもない。今度は妻と一緒に総合病院に行った。その日はレントゲン検査だけで終わった。

四月十三日

翌四月十三日、結果を聞くために再び病院に行った。

問診席に着くとすぐ、担当医師からいきなり言われた。「あんたはガンだ。前立腺ガンだ」。私は驚いた。ガンということばを聞いただけで、一瞬、びびった。自分はハンマー以上のガンコだけどガンは関係ないと思っていた。ガンと宣告されたとき、「まさか」、と思った。ま、二カ月間、放置していた天罰か。仕方がないな。そんなことを自嘲気味につぶやいた。ちょっと待ってよ、ガンとかエイズとかは家族にはそっと知らせるなら分かるが、患者の本人にも堂々と宣告するのはそれなりの理由があるだろう、という疑問もわいたが、怖くて聞き出せなかった。医師は付け足すように言った。「症状から推定すれば初期ガンと思う。早期に根治すれば解決するから」。

続けて担当医は言った。「それはインターネットで調べたら、分かる」とも。

「ガン根治手術は五月三十日に決めよう。ただ、骨に転移していると大変だから、念のために骨シンチ検査も受けていただきたい」と説明された。

骨シンチ検査って何だ。手術の前に様々な検査があるので「二十七日から入院してほしい」とも。嫌だとだだをこねても、どうなるわけでもない。

この医療機関には骨シンチ検査装置がないということで、近くの総合病院画像診断部に行くように言われた。

その日の検査が終わってから会社に戻り、インターネットで私なりに調べた。ただでも忙しいのだから、新聞や本はほとんど斜め読みだが、今回は一言一句漏らさないように読んでいった。昔は不治の病気と言われていたガン。調べてみると悪性ガンと良性ガンがあるとか。良性のガンは今では早期に切除すれば九八％以上の確率で根治（完治）すること、特に前立腺ガンは他のガンとは違って他の臓器に転移する可能性は少ないとも書き込まれていた。医学も随分進歩したモノだなと感心するとともに、ちょっと安心した。

通訳として立ち会った妻は疲れたのか、その日の夜は食事も取らず寝てしまった。ただでも息子の病気や会社のことが気がかりなのに加えて、このざまだ。私も検査入院後、すぐ医療機関に行き、結果を聞けばよかったなと後悔した。いずれにしても心配をかけて申し訳ない。

万が一ということもあるので翌朝、役員を招集して、「前立腺ガンが発見された」と告げ、次の日の朝礼で社員全員に告知した。みんな驚いた様子だった。が、さすがに失神した社員はいなかった。

他の仲間にも、しばらく、お会いできないという挨拶を兼ねてメールした。社団法人全日本難聴者・中途失聴者団体連合会のT君なんか、「医者はよく宣告したね、あんたもよく受け入れたね。僕なら仰天するだろうよ」なんてメールをよこしている。だが、驚いているのは彼だけ。他の人は淡々としている。よく聞いてみれば、今の天皇も同じ病気であり、比較的簡単に治ったことは割と知られている。大分の親にも知らせたら、親父とその親戚も前立腺ガンで手術したことが分かった。中には「前立腺ガンは男のシンボルのような病気」と言い切る人もいた。

私は周りの人からいろいろ教えてもらい、また、ホームページで読んで病気のことが大筋において分かったのでよいが、情報収集力や判断力の乏しい聴覚障害者はどうするか。家族や通訳者がどこまで正確に伝えるだろうかという疑問が浮かんだ。

四月十八日

骨シンチ検査

事前にインターネットで調べると、骨シンチ検査とは骨にどのような病気があり、どの程度全身に広がっているのかを調べるための検査という。ホームページを見ている限り、そんなに難しい検査でもないことだけは分かった。検査のために総合病院に行く。午前中に骨塩《こつえん》定量検査を受けるための造影剤の注射をされ、その三時間後にCTによるX線検査を受けた。その間三〇分。検査中は何だかんだと粘土みたいに体中をいじられるのかと思ったが、「検査中は寝ていただいて結構です」。途中、麻酔の注射をされた以外、検査は割と簡単に終わった。こんな楽な検査は初めてだ。検査料は確か、六千円くらい。医療費はそんなにかかるのか。

四月二十七日

骨シンチ検査結果を聞くために通院。

「幸いにも骨に転移は見られない。手術は予定どおり五月三十日にやろう」と筆談。

ガンの根治方法はいろいろあるが、一般的には次の方法があるという。医師は私が聞こえないことを知っているので要点をメモしてくれた。

①**手術**　ガン細胞を患部より切り取り、取り除くことにより、他の臓器に転移しないようにする。治る可能性が高い。年齢的には七〇歳以下の人にお勧め。

②**X線投射方法**　放射線をガン細胞に投射して死滅させる方法だが、再手術は困難だし、後で合併症になる危険性もある。七〇歳から八〇歳の人にお勧め。

③**化学療法**　抗ガン剤による治療で二～三年ごとに繰り返す必要があるとか。末期《まっき》ガンの患者

にお勧め。最悪、頭の毛もはげ上がる。

結論から言うと「まだ若いので手術を」と一方的に勧められた。その反面、馬鹿なことも言う。「男を諦めるなら完治する可能性は一〇〇%」と。要するに精子を作るチンポコの機能を取り除けばいいということか。「上原謙（歌手兼俳優、加山雄三さんの父）さんなどは七〇歳でもピンピンというから、勿体ない気もするが、今更ね」と答えた。「じゃ、これで行こう」。手術は一番嫌な方法だが、手っ取り早い解決方法らしい。

とうとう私も「まな板の鯉」になるのか。患者というのはこういうときは弱い存在だ。こればかりはどうしようもない。

後、「輸血はどうするか」と聞かれた。これまで輸血したこともないし、初めは何の話か分からなかった。要するに手術には出血がつきもので輸血に頼るか、自分の血を溜めるかと。自己血輸血は自分の血を溜めて輸血するのでエイズ感染などの心配はないが、痛いのが最大の欠点。一方、輸血は他人の血を分けてもらうのだから痛くもないがエイズなどの影響を受けやすいと。但し、最近の輸血はほとんど感染する可能性は少ないとも。結局は自己血輸血をすることにした。というより、医師が勝手に決めたようなものだ。五月十日と二十四日に分けて四〇〇ccずつ、計八〇〇ccを取り溜めるとか。使わなかったら「捨てる」と。「街頭で献血を訴えている日赤に分けてあげたら」と言ったが、「採血した血の大部分は術後、体内に戻す」とも。後で読んでくれと「輸血」に関するパンフレットも渡された。こちらのほうがイラスト入りで、医師や看護師の説明よりも分かりやすかった。

五月十日

自己血採血に先立ち、午前中、肺呼吸検査と採血検査が行われた。そこの検査技師は二度目の検査だし、聴覚障害者とのコミュニケーションには慣れているかと思ったが、「聞こえないので」と言うと、また耳許で何やら話し始める。困ったものだ。何度話したら分かるのか。(もしかしたら、この検査技師は難聴かも知れない。また、同じ仕草をしたら今度は補聴器をプレゼントしようかな。)

一回目の自己血採血は、外来治療が終わった午後一時半から始まった。まず、採血する腕を消毒。次に太い針を刺して採血。「これがすごく痛い」、ということは経験者から聞いていたが想像以上だ。左手を二人の医師が右手を看護師が押さえている。針を刺した瞬間は「も・の・す・ご・い」激痛が走る。一方では、定期的に血圧を測定している。この間、四〇分。はかりの目盛りが四〇〇ccになった時点で採血は終了。その後、細い針を刺し、点滴を一時間くらい続ける。初めてだし慣れないこともあり、すべてを終えるのに四時間かかった。

五月二十三日

理由は医者に聞かないと分からないが一日早い、自己血採血。二回目の採血は三時間で完了。

ただ、事前の採血検査の血糖値が三三〇と異常に高いということで、「手術前に血糖値のコントロールをする必要がある、一日でも早いほうがよい。できれば二十五日から入院してくれ」と告げられた。二日早い入院になって私は大あわてでした。二十七日までの営業企画会議、役員会、商談などはキャンセル、逆に入院に必要なモノの用意。足りないモノは買い出しなどに追われた。

五月二十五日

その日は、バックにいろいろ詰め込んだ。下着、タオル、バスタオル、洗面用具、本は『ITネット業界地図』、司馬遼太郎の『坂の上の雲』（全巻・文春文庫）、『医療現場で働く聞こえない人々』（現代書館）など一〇冊。あと、無線・振動呼出器「合図くん05」、字幕付きのテレビを見るためにワンセグ携帯、パソコン、電卓、発光タイマー「PiPa」、簡易筆談器「かきポンくん」、充電用としてコンセント付き延長コードなど。それからハンカチ、ティッシュペーパー、ホッチキス、綿棒、爪切りなど小物。二〇日間の海外旅行に行くつもりで用意した。足りないモノも結構あった。これはその都度、補給してもらうか、医療機関内の売店で購入すればよい。

ベッドは初めから個室に決めた。以前、突発性難聴で国立国際医療センターに入院したときは、見舞い客が入れ替わり立ち替わりに入室してきて、同室の患者の一人から「あんた、年賀状は一体、何人に出しているのか」と皮肉られた。周りの人に迷惑をかけたということもあり、個室を希望した。一番安い個室だが、それでも一泊一万五〇〇〇円（最高で二万六二五〇円）。

一番の問題は電話。医療機関内で携帯電話の使用は禁止されていることは知っていたが、メールが使えないと外部との連絡ができないということは事前に医師、看護部長、総務課長に話して持ち込み許可は得ておいた。病室は個室なので問題なかったが、それも念のために医療機器の少ない個室と念入りに選んだ部屋のようだった。

個室にはクーラー、冷蔵庫、洗面所、テレビ、電話、非常ベルは普通にあったが、聴覚障害者に必要なファックス、字幕放送付きテレビ、ドアチャイム、無線・振動呼出器などはない。あったのは簡易筆談器と病棟ロビーに公衆ファックスだけ。聴覚障害者には使えるサービスがゼロに近いのに、入院費用は普通に請求するのは不公平ではないか。人並に支払う以上、それなりの配慮はしてもらいたいものだ。

この日は入院中の心構えなどの説明を病棟担当の看護師より受けた。その看護師は私が聞こえないと言ったら、少し大きめの声で話した。ライオンみたいにどんなに大声で話されても私には聞こえないのだが。「しゃべるだけ無駄ですよ」と言うと、今度はパンフレットを置いて行った。読んでもらえたら分かると思ったのか。

「泌尿器科の手術を受けられる方へ、全身麻酔について」（要旨）によると、次のことが書かれていた。

・手術日は五月三十日、午後一時半から（一時までに手術室に入室のこと）。
①手術までの検査、二四時間の尿を溜める（蓄尿は退院まで続ける）、血液検査、心電図、肺機能検査、胸部、腹部のレントゲン検査、腹部CT、血管造影、検尿など。
②全身麻酔について
・眠っている状態で手術は行われる。手術中は痛みを感じません。
・麻酔が覚めてから部屋に帰っていただく。
・指示があるまで酸素吸入をします。
・麻酔の覚醒を促すために深呼吸をします。一時間に一〇回ほど看護師が指示をします。
・水分は担当医師が腸の動きを確認してからとります。のどの渇きが強いときはうがいだけになります。この時は看護師が介助しますので、お知らせください。
③手術まで（略）
④手術前日（略）
⑤手術当日（略）
⑥手術後（略）

この文章は、ま、意味もつかめるので、「よくできました」と評価しよう。
次に**「入院生活のしおり」**に基づいて説明があった（要旨）。

・病室は○棟○○室。主治医は○、病棟科長は○、受け持ちの看護師は○と○。
・私たち看護師は、皆様が一日でも早く健康な状態に回復することをお手伝いさせていただきます。
・ご入院中に治療上、療養上の不安なこと、退院後についてご心配なこと、また、看護に対しての要望がございましたら、受け持ちの看護師か、病棟科長にご遠慮なくおたずねください。
・これから送る入院生活についてご案内いたします。
・六時、「おはようございます」。皆様の病室にお伺いします。
・歩けない方には、洗顔のお手伝いをいたします。
・必要な方の採血（血液の検査）、体重測定、体温測定をします。
・八時、朝食の時間です。
・お茶は食事と一緒にお配りします。
・ご自分で召し上がれない方にはお手伝いします。
・検査、治療のために召し上がれない方には検査終了後に温めてお持ちします。
・食べ終わった量をお聞きしますので覚えておいてください。
・九時から十時、検査や治療が始まる時間です。回診時間は○時頃、行われます。
・医師にお聞きになりたいことがありましたら回診時にお話しください。
・（特殊検査は前日に説明いたします）

【シーツ交換】（略）

【入浴、シャワー浴】(略)
【その他のお願い】(略)
【外出・外泊】(略)
【感染予防】(略)
【災害】(略)
【病棟冷蔵庫】(略)
【喫煙】(略)

この程度の文章なら、多くの聴覚障害者は読んで理解できるだろう。「よくできました」と評価しよう。

その時間以外はヒマなので新聞を読み、読書をしたり、この原稿を書いたり、パソコンや携帯電話を使ってメールで外部と交信。それなりに忙しい。「せっかくの時間だからゆっくり骨休みしたら」と言ってくれた人もいる。だが、医療機関内に手話のできる医療従事者がいるわけでもないし、テレビは字幕番組が見られるわけでもないし、聴覚障害者には「無音の世界」なのだ。コミュニケーションが通じない、情報が入りにくいという点ではまさに「格子なき監獄」なのだ。基本的には「聞こえることが当たり前」と考えている人々によって運営されているので、どうしても情報バリアフリーはおろそかになっている。「格子なき監獄」から一日でも早く解放されたいと願っているのは私だけではあるまい。

五月二十五日

午前九時半、入院受付で入院手続きをすませて三三〇号室に入った。それから、会社に戻ってパソコン、デジカメなどを運び込んだ。後、生活用品の中で不足しているモノを買い出しに。結構忙しい。

午前十時半、担当看護師から病棟内設備の利用など、それぞれ説明を受けた。

・治療としては二十八日から抗生剤、内服薬を投与。
・二十九日、下剤、眠り剤、内服薬投与。夕、浣腸。
・三十日、朝、浣腸。点滴、尿道カテーテル留置。
・検査、二十五日から退院まで、血糖値測定、安静後、リハビリ、術後ベッド上、安静。
・三十日、朝から禁食。
・三十一日以降、回診後歩行可。
・食事、二十五日から病院食、三十一日よりガスが出れば飲水可……など。

その後、別の担当看護師がクリティカルパスを持参した。

……と書かれている。評価は「まあ、いいか」。

メモには「クリティカルパス」と書かれていたが、初めは何のことだか分からなかった。その文字の横に「入院診療計画書」と説明を加えていたので理解できた。これまでも二度、入院した経験があるが、この計画書を見たのは今回が初めてだ。

クリティカルパスは入院中の日程を知るための重要なしおりだ。入院の流れを患者自身が把握でき、十分な説明と同意を唱った「インフォームド・コンセント」が浸透した結果かも知れない。これには、入院中の治療の流れも把握でき、入院費用も分かり、患者にしてみれば、安心感がある。

（※後で分かったことだが、この医療機関のクリティカルパスは入院期間中の治療の過程をB4サイズの表にしていたが、随分大まかすぎた。入院の目標は何なのか、その目標を果たすために、医師、看護師、栄養士、薬剤師などは何をするのか、患者は何をすればよいのか、部分的にしか分からない。聴者はいろいろ聞けば、教えてもらえるだろうが、聴覚障害者は聞いても分かる形で教えてもらえない場合が多い。しつこく聞けば面倒くさい顔はするが、一応は「教えてくれる」。ま、私などは前述した文章は読めて、大体理解できるから良いが、そうでない人はいくら手話通訳者が訳しても分からない場合もあろう。患者の視点でのクリティカルパスの工夫も必要と感じた。）

十二時、昼食。献立はどうも普段より少ない。基本的には一膳三品。他に牛乳が二〇〇㎖。三分間で平らげた。「何かつらいことありますか」と聞かれたときには、「お代わりできますか」といつも聞いた。感じのよい看護師は笑ってすませる。怖い看護師は「嫌なら、（普段の）

食事も制限内にきちんとすること!!」ここは医療機関だなと改めて悟った。

十四時、血糖値の検査、二七〇㎎／dℓ。インスリンの注射。

十六時、主治医が来て「今週は血糖値のコントロールだけ。病院が出す食事、水、お茶以外はダメ。他にやることはない」。「バドミントン、水泳でも……手術前に体力をつけるのはいいこと」とも。

どこから聞いてきたのか、財団法人全日本ろうあ連盟のS君が早々とお見舞いに。

五月二十六日

朝、六時、血糖値の検査、一一七まで下がった。主治医は「このまま行けば予定どおり手術になる」と告げた。万歳!! が、後で二一〇に上昇。インスリンを打たれた。

朝七時、看護師に「(手術前の)二十八日以降は(食事を)もっと減らしますよ。繊維ばかりの食べ物になるかも。血糖値が高いと手術後の傷がふさがらない。パソコンばかりやらないで歩きなさい」とお説教をされた。一般的には手術前は体力をつける必要があるのでカロリーも増やす、つまりはおいしいものをたらふく食べられると楽しみにしていたが、逆なのでガッカリ。

九時半、主治医が回診に来た。「病院で出す食事以外は水、お茶だけOK。お客様が差し入れた、お菓子や果物などは俺にくれ」。(二〇日間、見舞客が差し入れたのは花、花、花。残念でした。）

十時半、外科で手術前の検査を受けた。

待合室には「当院ではヘリコバクター、ピロリの感染診断と除菌治療を実施しています。感染診断においては息を吹いて調べる尿素呼気検査を実施しています。尿素呼気検査とは無害な尿試薬を飲み、息を調べる試験です」と書いた紙が張り出されている。何のことだか分からない。これも素人の患者にも分かりやすく説明してほしいモノだ。

まず、別室で肛門に医師が検査用手袋をはめて指を突っ込んで、肛門内の異常などを調べた（いくらなんでもペニスと同様、赤の他人の手話通訳などを同席させるわけにはいかない）。簡易筆談器を使っていろいろ説明してくれたが、たくさんあり過ぎて、全部、記憶していない。まとめて言うと「肛門内に異常は見られなかったが、肛門外にちょっと傷がある」と。遠回しに言わなくても良い。有り体に言えば痔《ぢ》のこと。手術前で腸が緊張して便秘になったせいかも知れない。また、CT検査では腸には異常は見られないが、手術のときに大腸ガンなどが分かる場合もある。万一のときは大腸を切開するかも知れないとも。念のためにもう一度、CT検査をすることになった。手術前の検査っていろいろややこしいなあ。加えて術前に大腸内視鏡検査もやると告げられた。

（別の機会に大腸内視鏡検査を別の医師から受けた。あらかじめ「筆談して」、と頼んだがマスクをつけたまましゃべる。これでは口許の動きを読み取るのも無理だ。しつこく、「書いて、説明してください」とお願いしたら、単語をあちこちに並べるだけだ。筆談、しゃべるの繰り返し。おまけに漢字の間違いも多い。普段書くことになれていないためか。それも汚い字で。かくいう私の字は妻に言わせると「きれいすぎて読めない」、息子に言わせると「暗号解読に等しい」字だが。こちらも頭に来て「今度は前に担当した先生に代わってくださいと言ってやった。）

「大腸内視鏡検査」、配布パンフレットから（要旨）

【目的】
・大腸疾患の診断ならびに治療が目的。検査によって分かる病気としては大腸ガン、大腸ポリープ、大腸憩室症《だいちょうけいしつしょう》（大腸に小さな部屋ができているモノ）、大腸炎など。
【検査方法】（略）
【治療】
・検査中ポリープがあったとき、大きさ、形によっては検査中に取り除くことがあります。この方法は二通りあり、
①小さくつまむ鉗子《かんし》でつまんだあと、電気で焼いて取る。
②金属の輪をポリープに引っかけて電気で焼く。いずれにしても、焼いたところは腸の中の傷になりますので、その日はお腹に力を入れたり、お酒を飲むことは控えてください。ポリープが大きかったり、出血の危険があるときは入院していただくこともあります。

【合併症】（略）

この文章、所々が、ちと難しいなあ。採点は「もっと、もっと頑張りましょう」。

「内視鏡検査を受けられる方へ」（説明書要旨）

・検査前のご注意
①前日は八時以降、飲食をしないでください（水、お茶は夜十時までは可）。
②当日は、朝から食事、水分、薬などは一切とらないこと（たばこもダメ）。
③この用紙とタオル一枚持参のこと。
④検査前は入れ歯、口紅、メガネ、腹巻、コルセット、ガードルをお取りください。
⑤心臓が悪い方、前立腺肥大、緑内障のある方は申し出てください。
・検査後のご注意（略）
やむを得ず、中止なさる場合は●●●へお電話ください。

説明書の最後には「やむを得ず、中止なさる場合は●●●へお電話ください」と書いている。聴覚障害者は電話が無理。ファックスかメールを認めてほしいと話したら「あ、そうか」という感じ。後で、ファックス番号とメールアドレスを教えてくれた。

内視鏡検査も初めての経験だ。大腸内視鏡検査のパンフレットを読んだ限りでは、どうも痛そうだし、おならが〝ブー〟なんて臭いし、気持ちの良いモノでもなさそうだ。こんな場面はチンポコ同様に特に異性には見せられたモノではない。（看護師や手話通訳者は職務と割り切ってつきあっているのだからよいだろうが、やっぱり抵抗がある。女性の患者は、たとえ旦那でも同伴されるのは抵抗があるだろう。同じことだ。本音は逆だろうが……。）通訳抜きのときはどうやって医師とコミュニケートすればよいのだろう。

十一時半、内視鏡検査に先立ちＣＴ検査を受けた。

大腸内視鏡検査問診

私は前立腺ガンの摘出手術を受ける前に「手術する周辺の臓器に問題がないかどうか調べたいので、内視鏡検査を受けてほしい」と言われた。この検査の過程でわずか五ミリの胃ガン、大腸ガンなどが発見される場合が多いという。ここでも、術前に看護師から説明書を基に説明があった。

「分からないことがあれば途中でもよいので、遠慮なく聞いてください」と筆談。

どうも大切な話のようだと思った。「手話のできる医療従事者をつけてほしい」と。

看護師の第一声は「はっ」、そして「ウーン」。ロダンの名作、考える人みたいに手を組んで考え始める。「以前、手話のできる人がいたのだけど、どうすればいいですか」と筆談。私は区の手話通訳者派遣センターの番号を教えた。看護師はすぐ連絡してくれたが、区の手話通訳派遣センターからは「突然の通訳依頼は困る」と言われたそうだ。「事故や病気のときは優先派遣」という建前だが、これでは「何が優先派遣か」と聞きたくなる。

米国の大学に留学した経験のあるM君の話だが、「僕が救急車で医療機関に運ばれたときは医者よりも手話通訳者が先に来ていた」とのこと。日本も米国のようになるのはいつのことだろうか。今回、手術を受けた医療機関では、麻酔は使用せず暗い部屋で検査することもこの際に聞いた。まとめて言うと、内視鏡室では薄暗い部屋で患者と医者がコミュニケーションしながら検査すると。これじゃ、簡易筆談器も手話通訳者も口話もお手上げではないか。

CT検査は一五分くらいで終わった。

十二時前。血糖値の検査、二一〇。

十四時半、大腸の検査に先立ち、看護師から説明。

朝六時に「この下剤を二ℓ、時間をかけて飲んでいただきます」。この看護師は男性。この看護師は見舞いに来た人々と私が手話で談笑しているところを見て手話には興味があるようで、見よう見まねで覚えて、使える手話がいくつもある。「ありがとう」「すみませんでした」「ご飯」「血液検査をします」「点滴をします」など。こんな看護師が一人でも増えてほしい。それだけでも救いだ。

今度は別の看護師が来た。簡易筆談器に書いてくれた。

・今日の二十一時にプルゼニド（※下剤）を二錠飲んでいただきます。翌朝、便が出て、水しか出なくなれば腸の中がきれいになったことになるので検査ができます。
・今日は夕食後、何も食べないでください。水分は二十四時まではＯＫ。
・大腸の検査は九時四十五分からです。午前九時半に内視鏡室に来てください。看護師が案内します。
・昼から食事はＯＫですが、検査の後、医師の指示が出るまで待ってください……

など細かく書いて説明してくれた。最後に「何か質問はありますか」と聞いてきたので、私は「聞こえないので、内視鏡検査時のコミュニケーションはどうしたらよいのか」と質問した。その看護師は聴覚障害者のことは頭に入っていないようで、これまた絶句。逆に「どうしてほしいと思いますか」と聞かれた。私もちょっと、困った。私は大腸内視鏡検査を受けるのは今回が初めてで、どのような形で、どのように検査をするのか分からなかったのだ。質問の仕方も分からない。

私は逆に「医師や検査技師と患者の間でコミュニケーションが必要なのか、口頭による何らかの指示があるのか」と聞いた。看護師は「施設によっては麻酔をして眠らせて検査をするところもあるが、この医療機関では電気を消して検査する」とのこと。問診時に聞く事柄などは担当の看護師に聞いてきてくれた。次のようなことだと。

・検査用のパンツにはきかえてください（穴が開いている方が後ろです）。
・肛門から細い管が入ります（お尻の力を抜いて楽にしてください）。
・痛み止めの薬を入れます（点滴です）。
・痛みが強いときは声を出して教えてください（身体を動かすと危険です）。
・検査中、お腹が張ってきたときは遠慮せず、ガス（おなら）を出してください。
・検査中、身体の向きを変えてもらうこともあります（仰向き、左向き、右向き）。
・検査終了後、お腹に入った空気を抜きます（肛門から細い管が入ります）。
・左向きのままでいてください。
・全行程、一時間くらいです。

「えっ、肛門から管を突っ込むの⁇　ウンチがドパーっと出ない⁇　嫌だね」と聞いた。「そんなことのないように、事前に投薬、食事制限するなどして腸を洗浄します。腸が空っぽになった状態で検査にはいります」と筆談。これで私は安心した。

こまめに教えてもらえないと、かえって不安は増幅する。今回は、医師が指示したことを看護師が聞いて紙に書いてある項目をペンライトでなぞっていく方法を採った。細い管が体内にはいるし、万一ということもあるので事前リハーサルもやった。が、検査によっては息を止めるタイミングがある。しかも数秒以内。

加えて電気を消して検査をするので、右記の指示内容を書いたボードを作成して、ペンライトを当てながら、該当するところを指します。このような内容だった。ざっと数えても二〇項目ある。しかも、一検査あたり数秒以内に進めなければならないそうだ。随分、細かい指示だ。

十七時四十分、血糖値は九八。少し前に気分転換でバドミントンを一時間した結果かな。

十八時、夕食。この時の看護師は私が聴覚障害者ということを知ってか「ありがとう」という手話を表した。「他に知っている手話はありますか」と聞いたら、そ・れ・だ・け（こう答えた看護師はたくさんいる。その後も担当として病室に来たら、自己流の手話を積極的に表す。手話の本を購入して自分で勉強しているとのこと。それはそれでよいのだが、正直に言って私は「分・か・ら・な・い」。「通・じ・な・い」。そんな人が何人かいる。普通なら「分かるように表してくれ」と言いたくなるが、ズバリ指摘するとせっかく勉強しているのに覚える気が半減するのでは……そんな気がして、遠慮した。判断が難しいところだ。手話も英語と同じで通じるようにするには日頃からコミュニケーションが必要だ。

会社の社員が報告を兼ねて来院。

二十一時、プルゼニド（下剤）を二錠飲まされた。

鬼の居ぬ間にスタンドライトの下で、原稿を書く。二十三時半、就寝。

五月二十七日

大腸内視鏡検査の日。六時に起こされた。「気分はいかがですか」、「今日は内視鏡検査なので朝食はなしです」、「ムーベン（経口腸管洗浄剤）は大腸カメラの前処置です。説明書を読んで六時から飲み始めてください」、「朝の薬は先生に確認するまで飲まないでお待ちください」。後、印刷した紙を渡された。事前に読んでおいて、という意味らしい。

「ムーベン（経口腸管洗浄剤）の飲み方」（説明書要旨）

・溶解液をコップに移し（約一八〇㎖）、飲み始めのコップ二〜三杯までは特にゆっくり、（一杯を一五分以上かけて）服用してください。その後もゆっくり服用してください。一袋全量は二時間以上かけて飲み干してください。

・多くの場合、約一ℓを服用したところから排便が始まり、以後、数回の排便が生じますが、服用は排便液がほぼ透明になるまで続けてください。飲み終わった後も数回、排便を続けることもあります。

注意

①服用前の注意（略）

②服用中や服用後の注意（略）

・以下、略

この文章は少し難しいな。採点は「もっと頑張りましょう」。

看護師が入室してきて筆談。「トイレに行くまで、少し漏らすことがあります。紙パンツを着用してください」。私は、若い看護師の目前でポコチンを見せながら、はき替えるのは気が引ける。後ではけばいいや、と思って放っておいた。そしたら「すぐはき替えてください。急に来ますから」なんて筆談。何が急に来るのか分からなかった。ダイアナさんのような美女がいきなり来るわけでもなし。紙パンツを初めてはいた。これまではテレビなどのCMでしか見ていないし、こんなものは百年先のことと思っていたが、「私も紙パンツのお世話になる年になったのかなあ」。使い捨てだし、いつものパンツを汚して、かみさんに怒鳴られる必要もない。便利になったなと感じる反面、寂しくもなった。一時間くらいたってから嫌でも腹が張り、トイレが近くなった。本当に来た。

ムーベンを四時間かけて飲み干した。いつもなら、体温測定後は朝食までは寝てもよいのだが、この日は内視鏡検査のためにムーベン二ℓを飲み干す必要がある。この間は誰もいないので、パソコンに向かい、原稿を書いた。

八時、血糖値一三六。

八時半、主治医が回診。血糖値が上下したりしているのは気がかりと。しかし、「手術まで頑張ろう」。そして「スポーツは大いにやってください」。

九時、副主治医から術前説明を受けた。

前立腺ガンに関する説明書

説明書を基にして口頭で説明。難しい専門用語は紙に書くか、説明書の該当箇所を蛍光ペンでなぞった。

・症状、前立腺ガン
・手術による根治が期待できる。
・術式、前立腺全摘除術、骨盤内リンパ節郭清《かくせい》
・手術に伴う合併症・危険性・問題点。
①出血……自己血で間に合わなければ輸血（現在は輸血でもほとんど問題はない）
②発熱、痛み、下肢のしびれ、麻痺《まひ》、むくみ、感染症（呼吸器、尿路、創部）
③血栓症（肺塞栓、脳梗塞、心筋梗塞）
④直腸穿孔《せんこう》……人工肛門造設（ほとんどない）
⑤腸閉塞、胃潰瘍
⑥水腎症……腎瘻《じんろう》造説
⑦以下、略
・手術日　五月三十日、術式、上記
・麻酔方法、全身麻酔、硬膜麻酔、予定時間四時間から五時間（このうち麻酔が一時間半）

やたらに医学専門用語が多い。しかも単語の羅列で閉口した。手話ではどのように表現するのか。手話が分かったところで何を意味しているのか「私も分からない」。わかりやすく説明することも情報バリアフリーだ。採点は「もっと頑張りましょう」。

十一時四十五分から、内視鏡検査。

病棟から内視鏡検査室まで車いすに乗せられて移動させられた。歩けるのにね。車いすのお世話になったのは今回が初めて。「もう、こんな年か」と実感。第一感想は「楽ちん」。途中で内科を受診している知り合いの手話通訳の女性に会う。診察が始まるまでの間、しばらく雑談。

内視鏡検査も初めてだ。事前説明ではある程度理解していたつもりだったが、実際は理解できていなかった。検査待合室にはイラストの分かりやすいパネルが張られていたが、こちらのほうがよく理解できた。想像と経験は随分違うな、と感じた。

より現実的に理解してもらうには、初めからパネル持参（あるいは、その縮刷したコピー）で説明してもらったほうが患者も

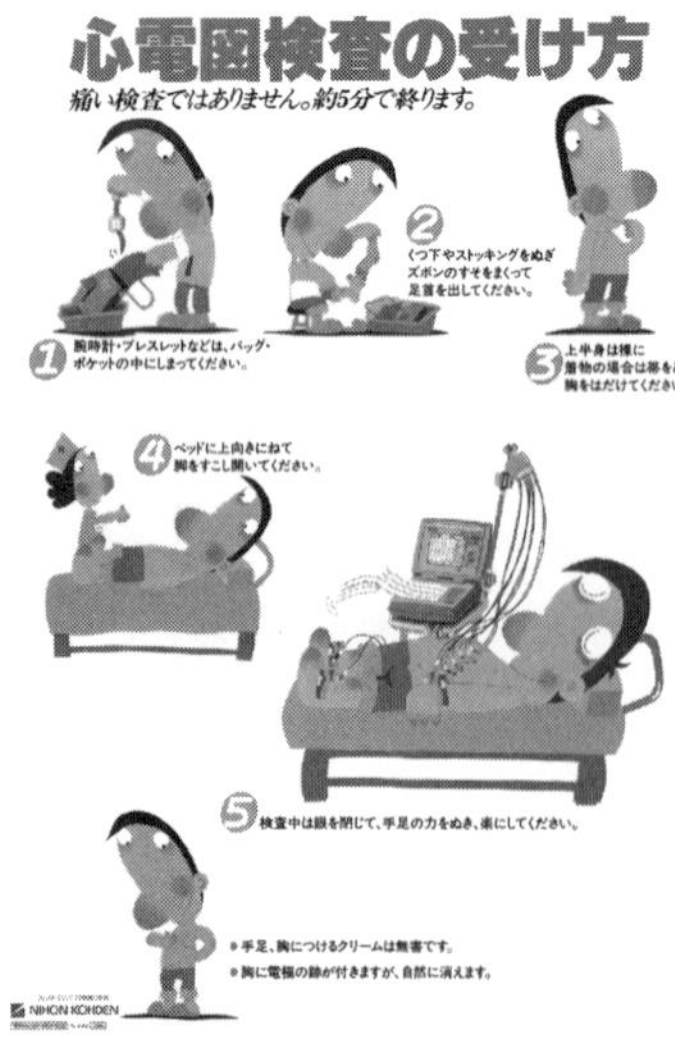

分かりやすい指示の例（日本光電）

医師も無駄な時間をつぶさなくてもよいはずだと思った。

検査準備室で紙パンツにはき替えた。穴のあるほうを間違えて前にしてはいた。看護師に「この紙パンツは反対にはくのですよ」と怒られた。穴のあるほうが後ろとか。間違いやすいことは「こちらが後ろ」と印刷しておいてほしい、そうすれば、患者は怒られなくてすむし、看護師も怒鳴る必要もない。それだけでもお互いにイライラは解消するのではないか。

内視鏡検査室に入ってまず感じたことはカメラ、モニターなどが所狭しと並べられている。「いろいろな検査機械があるな」。どこにもありそうな、安っぽい感じのベッドに横たわった。ところが、このベッド、ボタンを押すと上下したりするのだ。見た目ではただのベッドに見えたが、結構なメカの固まりだった。

間もなくして検査開始。医師が指示したことを看護師が聞いて紙に書いてある項目をペンライトでなぞっていく方法をとった。管が体内に入るし、万一ということもあるのでリハーサルどおりに進めた。本番の検査は、看護師がその都度、小走りに走ってきてペンライトで指して行った。分刻みのようで結構忙しそうだ。

左手で点滴、右手では数分おきに血圧の測定。間もなくして、チューブが肛門に入る。そして、空気が送られる。腹がふくらんで息苦しい。ついに腹が破裂しそうになった。同時にめまいがしそうだ。「おならは遠慮せず、出してほしい」と言われたが、臭いし、歓迎されないブー音を出すのは我慢した。そのためか余計に苦しい。が、おならは嫌でも自然に出てしまう。

ブー、ブー。その都度、気持ち的には、何度も「すみませんね」を連発した。これは自分の責任ではないし、謝る必要もないのだが。

最後に腹の空気を抜いて検査は完了した。言い方は変だがクライマックスは大腸に空気を入れて、腸内の様子を見るあたりか。風船が破裂する直前の感じだ。ウワーッ‼ この時はもう我慢できなかった。腹の空気を抜かれた後はほっとした。どこかのCMではないが、「ああ、スッキリした」。この検査は約三〇分。準備を含めると一時間くらいかかったように思う。一方、ここで働く医師や看護師はこんな嫌なことも職務と理解しているにしても「偉い」と思った。余計なことだが、「聴覚障害の患者さんを検査したことがあったか」という質問に対しては「前に一度、ある。この時は手話通訳が検査に立ち会った」と聞いた。エッ⁉ 上半身ならまだしも、調べるところが下半身だ。こんな時はいくら男でも、医師や看護師はともかくとして、通訳付きの検査には抵抗があるのではないか。こういう場合は機械的だが、「無線・小型LED付き電光文字表示器」(九九頁)のほうが役目を果たしてくれるのではないだろうか。

病室に戻って検査着を寝間着に着替え、残りの点滴など。これまた、忙しい。点滴などを取り替えにくる看護師、血圧を測りにくる看護師など分担が明確に分けられていることが分かった。これは軍隊だけかと思っていたが。

十三時、やっと昼食。三分間で平らげた。

十四時、血糖値二八〇。ぎょっ‼ 後で聞いたところ、内視鏡検査のときにした点滴の中に含まれているブドウ糖が影響しているのでは、とのこと。つまり、心配はいらないということか。

三時半、副主治医、回診。「内視鏡検査の結果、大腸は異常なし」。

手話通訳士のAさん、お見舞いに。続いて、昭和大学医学部の高橋英孝先生らお見舞いに。ご自身が監修した『手話で必見、医療のすべて《外来編》』（財団法人全日本ろうあ連盟出版局）を差し入れてくれた。夕方、三島市のSさん、横浜市のIさん、お見舞いに。遠方からはるばる見舞いに来られたので、病室を離れ、喫茶店に。

十七時半、血糖値二〇八。

十八時、夕食。

手術は二日後に迫った。看護師が簡易筆談器で「術前ですが落ち着いてください」と。手術室に入ってから何をするのだろう。手術は初めての体験だし、事前情報が不足していたので、参考までに東京衛生病院の知り合いにメールで聞いた。忙しいのか、簡単に「HP（ホームページ）にアクセスして」と返事が来た。写真付きで説明できないのが残念だが、読んでみるとこのホームページはイラスト入りですごく分かりやすい。ホームページもバリアフリー化しないとアカンね。

「手術に関する説明」は次のとおり。（要旨）

私たちは東京衛生病院手術室のスタッフです。

手術前はとても心細く、多くの不安をお持ちのことと思います。

私たち手術スタッフは、安全、かつ、安心して手術を受けていただけるよう、心を込めてケアさせていただきます。不安なことがありましたら、ご遠慮なくご相談下さい。

術後の順調な回復と一日も早い社会復帰をお祈り申し上げます。

1　術前、術後訪問について

術前訪問……（略）
術後訪問……（略）

2　手術室入室　↓　手術開始にいたるまで

a　手術室に入ってから……
・手術室に入ってから手術を行う部屋のベッドまで、ストレッチャー（車輪つき移動ベッド）に乗って移動いたします。
b　手術室内では……
・自動血圧計を腕に巻き、定期的に血圧をお測りいたします。腕に点滴の注射をさせていただきます。心電計のシールを貼り、心電図をモニターします。体内の酸素の量を知るために、クリップのようなものを指先に挟みます。手術室用の柔らかい帽子をかぶっていただきます。

その他、一つ一つをお話しさせていただきながらいたします。解らないこと、心配なことがありましたらどうぞご遠慮なくおっしゃってください。

3　深部静脈血栓症の予防対策について

・深部静脈血栓症とは、足の深部にある静脈に血栓（血液の固まり）ができた状態のことです。飛行機で問題になっている「エコノミークラス症候群」と同じ病態です。手術中や手術後は長時間寝たきりでいなければならないため、飛行機に長時間乗っているのと同じく、足の血行が悪くなりこの病態がおきやすいといわれています。深部静脈血栓ができてしまうと、その血栓が血管の壁からはがれて血流に乗り、肺に運ばれ、肺の動脈を詰まらせることがあります（肺塞栓症）。

当院では必要に応じて深部静脈血栓予防のための対策を行っております。

4　「手術患者取り違え事故」の防止について（略）

5　手術器具、針、ガーゼ等残存事故について（略）

6　手術後の痛みの対策について（略）

7　日本語のわからない方、聴覚障害者の方へ

当院の手術室のスタッフの中には英語のできる者、また、手話のできるスタッフもおります。

えっ、この病院、手話のできる看護師がいるの?? 今更、転院するわけにはいかんなあ。同時に、聴覚障害者に優しい医療機関リストやマップがあればいいなと思った(関連一五〇頁)。

五月二十八日

六時、起床。

八時、朝食。

十二時、昼食。

手術前に必要なモノを取りに帰るために、四日ぶりに自宅へ。

五月二十九日

六時、定期検査。

手術前日なので、「パソコンも止めて、おとなしくしてください」と医師にたしなめられた。

看護師から「今夜から絶食。代わりに点滴。二十一時に下剤を服用、二十四時に別の点滴」とメモ。後で聞いた話だが、この点滴には栄養剤が含まれているという。聴者は医師などとの自然の会話から学ぶことができるが、聴覚障害者は教えてもらわないと覚えることはできない。また、自分から進んで聞いていかないと、知識として身につかない。

また、別の看護師は「手術後は、医師の指示があるまで禁食です。また、いろいろやることがあるので絶対安静にしてください」と、ただそれだけ書いて退散。具体的な説明はなかった。余計に何が絶対安静なのか、知りたくなる。別の看護師は「何か質問でもあればどうぞ」と。そうは言うものの、根掘り葉掘り聞こうとすれば面倒くさがる。そんなに答えるのが面倒なら、「何かあれば……」なんて言うな。どうせなら、想定できることを書いたメモを渡してくれるだけでもよいのだ。忙しいほど、漏れやミスを犯しやすい。こういう時こそ、細かい対応が要求される。特に、命に関わることは。

十時、今度は若い看護師が入室してきて、「手術前にお腹の毛などを剃ります」。胸毛、脇毛ならいいけど目指すは腹の毛とチン毛だ。しかも、剃る人が若い看護師だから、余計に恥ずかしい。「自分で剃ります」、「お手伝いします」のやりとり。最後には私が観念してすべてが終わるまで目をつぶった。仕事柄とは言え、よくやれるなと感心した。いくら何でもサディストじゃないのだ（本音は逆だろうね）。独身のノッポ君なんかは「若い子にしてもらっていいなあ」。メールでこんなことを打ってくる。何言うか。私はスケベそうな顔をしているが、羞恥心は梨花ちゃん以上だ。「ノッポよ！　この気持ち、お前に分かるか」。

十三時半、腸をきれいにするための下剤を飲まされた。

十五時半、採血。「自己血輸血と輸血の違いを調べるため」と筆談。分かったようで分からない。

十六時、シャワーを浴びる。

十六時半、腸を洗浄するための下剤を飲まされる。

十八時、夕食。

十八時半、浣腸。痛いし、すごく気持ちが悪い。五分後、トイレへ。

二十一時、プルゼニド（※下剤）とレンドルミン（※睡眠薬）を服用。

五月三十日

手術日、サッカーで言えば、キックオフ。

六時、血圧、体温、血糖値などの定期検診。二度目の浣腸。

八時に朝食。

八時半、主治医が回診。「いよいよ（手術だ）。辛いだろうが、頑張ろう」と簡易筆談器にそれだけ書いて退散。

十時、看護師が、「アクメイン注入します」と筆談。「分からない。何のことですか」と言ったら、簡易筆談器には「電解質補液」と書いたが、これでも分からない。看護師が分かっていても仕方がないではないか。

十時五十分、手術部の看護師が病室に説明に来た。妻が手話通訳として立ち会う。検査入院したときと同じ説明だ。全身麻酔の説明、眠ってしまう麻酔とか。背中の骨に麻酔を注射するらしい。親切な手術部の看護師だったが、妻の話では私が聴覚障害者と分かると「自然に声が大きくなった」と。どうやらこの看護師は声を大きくすれば私に聞こえると思っているらしい。

十二時半、ゆかたに着替えて病室で待機。

十三時半、病室から手術室へ、ストレッチャーで搬送。そこへ、美容着付の専門会社BEAUの菊池明美さんから電報。平安時代の貴族の服装、十二単《じゅうにひとえ》を自在に着こなしている人。手話も上手だ。十二単を着た人が手話をやっている姿を想像できない。

「お話を伺い、とても驚いています。……人生を脇目もふらず、懸命に上り詰めてきた、お疲れがたまったのではないかと思います。少しお体を休めてくださいという神様からの伝言ではないでしょうか」

その前にも何人かの友達から激励のメールをいただいた。アテネ・オリンピックで活躍したレスリングの浜口親子ではないが、「気合いだ！　気合いだ!!　みんなのためにも生還しなければ!!」と言い聞かせた。

手術前室に入る。ゆかたを脱ぎ、手術着に着替え、手術室に搬送される。仰向けのため見えるのは病院の天井や無影灯ばかり。手術室はいくつもある。手術の内容によって異なるようだ。今回は第一手術室に搬送された。

手術室に入ると見えるのは水色の手術着を着た別の看護師ばかり。まず、担当者の紹介。麻酔担当、手術部の看護師、主治医、副主治医、計四名。中でも特に目立ったのは若い看護師。おまけに、どこかの女優さんを思わせる美人で、「ぼかあ、幸せだなあ」とスケベ心をのぞかせたくなる。いや、ここは手術室なんだ。手話ができるスタッフなら最高だが。ただ、私が聞こえないことが分かっていたようで、手術の手順を書いたボードを用意していた。背中のかがめかたを説明したイラストで説明した。

続いて手術の手順を書いた紙芝居のようなボードを見せられた。

(1)酸素が流れるので、ゆっくり、深呼吸をしてください。
(2)点滴から麻酔薬を入れます。麻酔薬を入れるときに点滴の先が少し痛むことがありますが、心配はいりません。
(3)自然に眠くなりますので、安心して眠ってください。
(4)手術が終わったら、麻酔からさまし、病室に戻ります。
(5)お小水の管を入れる場合もありますので、手術後のトイレは心配しなくて結構です。

続いて、麻酔医が管みたいなモノを持って、温かい部位、冷たい部位を確認。それから術前説明のとおり、背中に麻酔を数本注入。刺された瞬間はすごく痛かった。直下地震と同じ感じだ。親父も前立腺ガンで入院の経験があって背中に麻酔をされたときは痛いと言っていたが、こんなに激痛が走るとは。反動で身体が動かないように何人かが手で固定している。想像と現実は随分違うなと感じた。全身麻酔をかけられた後は、医師を信頼して、「神の手」にすべてをゆだねるしか方法はないではないか。私も麻酔によって静かに眠りについた。三〇分後に麻酔が効き始め、手話通訳として立ち会った妻は退席。気がついたら、いつの間にか、病室にいた。時計は十八時半を指していた。計算してみると五時間の手術だ。

麻酔が切れ始めているのか、意識が朦朧《もうろう》としている。身体が自由に動かない。そのまま、就寝。水も飲めないし、食事もダメ。喉が乾いている上に、全身がすごく痛い。大量の汗をかく。尿意をもよおす。気づいたら尿道に管が注入され、さらに点滴など四本の管が身体に注入されていた。口には酸素補給マスクも。身体中、管だらけだ。自由がきかない。下腹部の傷口がすごく痛い。翌朝まで一時間ごとに担当の看護師が点滴などの取り替えにくる。心電図などの検査の結果はすべて無線でナースステーションに電送されている。傷口がすごく痛くて、熟睡できない。夜間、何度も目が覚める。体温が三八・八度に上昇。途中で枕を水嚢枕《すいのうまくら》に変える。

五月三十一日

六時、定期検査。

八時、いつもなら朝食の時間だが、禁食の上、水も飲めな

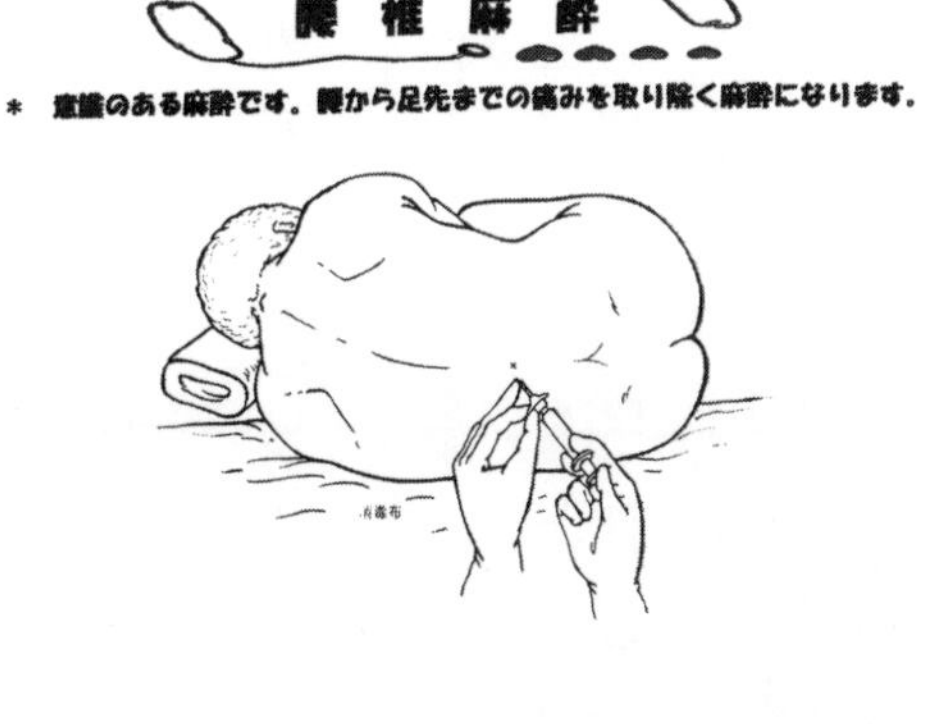
腰椎麻酔
＊　意識のある麻酔です。腰から足先までの痛みを取り除く麻酔になります。

い。空きっ腹では何もできない。水を含んだ脱脂綿で乾いた口内を湿らせる。看護師曰く「ガスは出ましたか?」「何のことや⁉」「分かりやすく言えば『おなら』。これが出たら、食事はOK」。おならよ、早く出ろ‼

八時四十分、ブー。ガス放出。万歳‼ ナースに報告した。「明日から食事はOKです」。「何⁉ 今日からではないの⁉」がっくり。空腹で死にそうだ。

九時、副主治医が回診。「経過は順調」。「ガスは⁉」「さっき出ました」。「あっそう」。ただそれだけ言って退散。

十時、看護師がベッドの上で身体を洗う。その後、点滴など。この間、部屋の掃除、机の整理、食器などの入れ替え、血糖値検査、血圧測定など様々な担当看護師が入れ替わりに入ったり出たり、結構重労働だ。お疲れ様。咳込むと傷口が痛い。横になっているだけで精一杯。『医療現場で働く聞こえない人々』（現代書館）を読んで時間をつぶす。疲れているので時々睡眠。この間、傷口が痛いので、何度もナースボタンを押した。「痛み止めをお願いします」。口が渇いているので、水がほしいこともある。これが本音。痛み止めの薬は全部、肛門か点滴の中に入れて、すまされている。よく考えたものだ。看護師は医師の指示どおりに動く。軍隊並みだ。よく訓練されているなと感じた。

ドアには「絶対安静」の貼り紙。家族、担当看護師以外は訪問者なし。

六月一日

六時、血圧、血糖などの定期検査。

八時、二四時間ぶりに朝食。やっとメシにありつけた、と思いきや、六品ともおもゆを中心にした流動食だけ。

十二時、待ちに待った昼食。万歳と思いきや、これまたおもゆと水とお茶だけ。がっくり。好物の牛乳がない。全部平らげても三〇秒で終わり。看護師が「お食事はいかがでしたか」。「もっとください」、「ここはお代わりできないの？ どケチ!!」など言いたい放題。しゃべるのはただ。これくらいはよいじゃないか。ほとんどの看護師は何も言わずに、笑って退散。どこかで飢饉に飢えている人々を思うとぜいたくは言えない。

十六時半、心電図計撤去。歩くと治りが早いとのことで半強制的に歩行練習をさせられた。かわいい看護師と腕を組んで病棟内の社会見学。（※その子、かわいいのだが、どうもハゲ頭でチビの私には興味がないらしい。看護師も人の子だな。くそ。）つかの間とは言え、デートができたのはいいけれど、ドレーン（尿管）をくっつけてのデートはどう見ても格好が悪い。

十八時。担当看護師と主治医がそれぞれ回診。「背中に刺しているアナペイン（痛み止め）は、今夜痛くなければ明日、抜去《ばっきょ》する」。「ドレーンは、尿の色が普通に戻らない限り、抜去できない。それよりもアナペインを抜くことが先決」と筆談。ここでも専門用語ばかりだ。

六月二日

その日もなぜか熟睡できず、スタンド電球の下で読書。『ヤフーだけが知っている』（坂爪一郎、青春出版社）を読み終わる。一〇年先、五〇年先を見つめて取り組んでいる孫正義会長らの先見性やポリシーには感銘した。我が社も見習う必要があるなと感じた。もちろん、医療従事者も。形を作るには夢が必要だ。いろいろな意味で参考になる本だった。

六時、起床と同時に定期検査。

八時、待ちに待った朝食だが、またも、おもゆ。

ヒマだから、社員や他のメル友に手当たり次第、「闘病日記」の代わりに「このところ、こんな水ばかり飲まされている」という愚痴《ぐち》に食事の写真を添付して送りつけた。そしたら、二人のメル友から返事が。「ほほう……一分粥《いちぶがゆ》かな？筆にとって『水墨画』ならぬ『一分粥画』でも色紙に書いて……部屋に飾れば、身体をいたわる『御守り』になると思いますよ」。これは日本映画が楽しめない私のために、深田恭子主演の映画『下妻物語』などのＤＶＤに字幕を挿入して届け

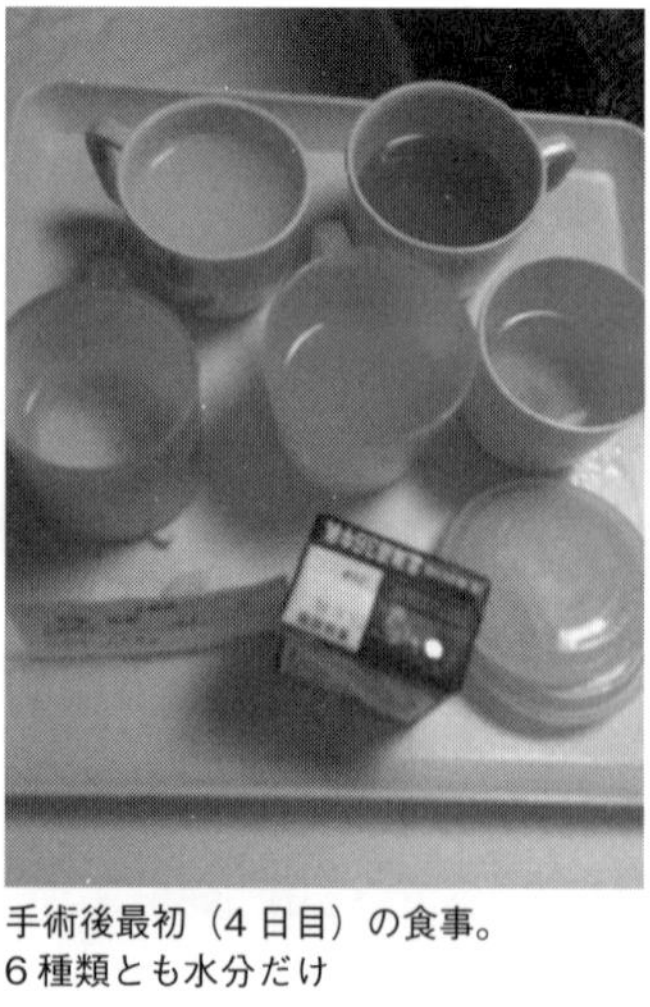

手術後最初（4日目）の食事。
6種類とも水分だけ

てくれたH君からの返事。（日本映画に字幕がつかないのも情報バリアだ。）また、呑気なことを言う。

もう一人はダンプ君から。「俺なんか、中園さんより一〇歳若いけど、これまでに手術を四回、計三〇〇日入院、そのうち点滴とおもゆ生活は何日あったかね」なんて。そうそうたる闘病生活を経験している彼にしてみれば、こちらは「かわいい」部類に入るらしい。「この程度のことでわがまま言うな」、ということか。最後に書いてあった。「本当に人間はわがままだ。健康のときは何も考えないが、病気になると健康のありがたさを感じると。このセリフ、誰かさんから聞いたようだけど」なんて。どっかで聞いたことがあるようなセリフだ。お袋の口癖だった。はいはい。

九時半、身体を洗う（と言うより拭いてもらった）。その後、四本の点滴。

十時、主治医の回診。私には一言の説明もなく、勝手に痛み止めの点滴を追加。「インフォームド・コンセント」はどこに行った。ま、医師は間違っても変なことはしないだろう。そんなことをすれば、医師免許の剝奪《はくだつ》、さらに裁判どころか医療機関の存亡にも関わるのだし。何が何だかわからないが、二日分の点滴を開始した。「来週月曜日、尿管を抜く」と筆談。

十八時、流動食からおかゆに変わった。

六月三日

朝、昼とも二食ともおかゆに一切れ（一品ではない）のおかずがついた。またか。点滴なども時間と共に減っている。順調に回復している証拠か。

六月四日

血圧測定、血糖検査も減ってきた。朝食、昼食はおかゆと少しのおもゆ。夕食から普通になる。ただし、朝、昼、夜もたったの一〇〇g。こんなことを言うと「胃ガンで胃を取ったプロ野球の王監督なんか、一年以上、水分ばかりだ。これに比べたら可愛いモノだ」という声が聞こえてきそうだ。

六月五日

アナペインを抜く。ドレーン（尿管）も抜く予定だったが、「体液の量が三日の時点では二六㎖、四日は四〇㎖に増加したので翌日に延ばす」と書く。この意味は分からない。医者だけが知っていて、患者が知らなくて良いのか。

十五時から栄養相談。食べる人だけでなく、作る人の協力も必要ということで、家族そろって栄養士のお説教を受けた。カルテを見ていきなり言う。妻が通訳した。「肥満、高血圧症、高脂血症、糖尿病、この四つは、今話題のメタボリックシンドローム。時間が経つと動脈硬化を引き起こし、脳卒中、心筋梗塞《しんきんこうそく》になる場合もあるのよ。俗に言う『死の四重奏』と言われているのよ。脅しではないけど、あなた、聞こえないのでしょう。加えて、脳梗塞などになったらどうするの?? 目までつぶれたらどうするの!!!」

とにかく、夜は八時までには帰宅して、ご飯を食べなさい。ただし、一五〇g、(ギョッ!!いつもの五分の一以下だ。)あと、適度の運動をやること、酒はダメ、深夜食もダメ、間食もダメ。ダメダメだらけ。うるさいなあ、と言いたいところだが。聴覚障害の上に、目や足がやられた仲間は私の周りにもたくさんいるので、栄養士の話は神妙になって聞いた。私の場合、(耳が聞こえないので)目にタコができるほどいろいろ説教された。そのせいか、手術の傷跡が痛くなり、横になった。

六月六日

特にない。看護師の入室は定期検診と食事の配給のときくらいに減った。『坂の上の雲』(司馬遼太郎、文春文庫)を読んで過ごす。字が小さいので年寄りは読むのに苦労する。出版社は拡大鏡をサービスしてくれ。あるいは文字を大きくすることか。これも情報バリアフリーだ。

六月七日

病室で抜糸。（※「ばっし」、と読むらしい。社員のヨネコに教えてもらった。それまでは「ぬきいと」と勝手に読んでいた。聴覚障害者は正確な情報を教えてもらわないと間違ったことを覚えてしまう。これだけならまだよい。「あいつはバカだ」なんて言われたら余計大変だ。）この作業は二～三分くらいで終わったが、その瞬間はバッタみたいに飛び上がりたくなるくらい、すごく痛い。その後、主治医は「十二日には退院しましょう」と握手した。

六月八日

特にない。血糖値がいきなり、三〇〇を超えた。検診にきた看護師（※看護師の中でも年長。口は一番うるさいが、思いやりも一番）から「何を食べているの？　口を開けなさい!!」ちょっと喉が痛いので、のど飴を口にしていた。「これはダメなんです。糖分が多いのです。こんなの食べたら、せっかくの食餌療法が台無しになるではないの!!　これ一粒で一六カロリーあるのよ」。「よー分かるね。どこに書いてあるの??」のど飴の包み紙の裏側に老眼鏡で見ないと分からないくらい小さな文字でちゃんと書いている。「一〇個食べただけで一六〇カロリーですよ。あんた算数できないの!!　小学校を卒業したのでしょう」みたいな説教をされた。耳、いや目が痛い。今、読んでいるのは『医師がすすめるウォーキング』（泉嗣彦、集英新書）。おつむの悪い私にはちと難しいが読む価値がある。読むテンポは一日一頁と亀のごとしだが。

六月九日

看護師の入室は定期検診と食事の配給のときくらい。病室で尿管抜去《ばっきょ》、この作業は二分くらいで終わった。つけていたときは筒が尿管につきささっている感じだった。これだけでもすごく楽になった。

六月十日

特になし。穀田恵二国会議員の秘書が、きれいな可愛い花束を持ってお見舞いに。（特に面識があるわけではないが、当時、審議中のバリアフリー新法に関連して、「今度の六月十四日の衆議院国土交通委員会で、情報バリアフリーを取り上げることになった」と報告を兼ねて。）

実は、聴覚障害者の火災、地震などの対策が取られていないことをバリアフリー新法関係の国会議員に、四月十一日、それぞれ直訴。たまたま穀田議員が取り上げてくれることになった。それから、障害者自立支援法では手話通訳者も要約筆記者も同等に扱われている。一方、手話通訳者は国会の傍聴にはつくし、公費で派遣することも前から決まっているが、要約筆記者はつくものの、公費派遣は認められていない。これはおかしいのではないかということも指摘した。それに先立ち情報収集が目的だった。入院中なので、病院で面会することにした。平成十八（二〇〇六）年二月十四日にＮＨＫの首都圏ニュースで放映された「聴覚障害社長の挑戦」と題したビデオも見ていただいた。わずか六分間のニュースだが「人と世のために」格闘している私の姿をうまくまとめている。〔※穀田議員は六月十四日の国土交通委員会で質問。私も傍聴した。手短に言えば、北側一雄国土交通大臣（当時）は、情報バリアフリーの必要性を認識しており、法案に盛り込めるよう努力すると回答。一方、要約筆記者の国会への公費派遣は二〇〇六年秋の国会よりつくことになった。ようやく国の立法府である国会でも、要約筆記者の公費派遣が認められたのだ。〕

六月十一日

中野区長選挙日。私は選挙には欠かさず行っている。今回は入院中ということもあり、外出は不可。「不在者投票」を申し込むつもりでいた。医療機関に入院している患者にはどのようにして「不在者投票」が保障されるのか、ちょっと興味があった。事前に医療従事者から、選挙管理委員会の職員が不在者投票箱を持参して院内投票を行うということは聞いていたが、「不在者投票」の締め切り時間になっても結局は私のところまで回ってこなかった。

投票日は、選挙の締め切り時間までに外出して、投票をすませた。後日、選挙管理委員会に問い合わせると「聴覚障害者に対する告知が十分でなかったことは反省する。今後の課題にしたい」という返事がファックスできた。医療機関のバリアフリーとは直接関係ないが、聴覚障害の入院患者に対する選挙権の保障のありかたも一つ、勉強になった。

六月十二日

退院。

退院後の処置などについて、看護師から説明があった。完全に回復するには六カ月くらいはかかる。プールで歩くのはいいが、泳ぐのはダメ。バドミントンは無理なども。最後に何かあれば病院に連絡をくださいとも。

差額ベッドを含めて約二一万円の請求。一〇〇円が一〇〇〇円に見える庶民には一割負担でも痛いが、全部ガン付き生命保険に加入していたので助かった。(人間、いつどこで、何が起きるのか分からないし、いつ、どんな銭が請求されるか分からない。掛け捨てだろうと、万一のために保険に加入しておいてよかったと思う。)

退院後、すぐ会社に行き、書類の山に目を通した。少しずつなれていくつもりでいたが、足は重い、軽いめまいはする、術後の傷跡は痛いなどいろいろ重なって、二時間で切り上げて帰宅。この歳になると回復に時間がかかりそうだということを実感した。失禁は入院中に初めて経験した。「行きたくなくても意識してトイレに立つことからリハビリが始まる」と筆談で。何のことか、初めはよく理解できなかった。気づいて見るとパジャマのズボンが濡れている。寝ている間にも尿漏れがあったのか。これが失禁だと。歳をとれば自分ではトイレに行きたいと思わなくても、自然にそうなるらしい。いつか自分も同じようになるのかと思えば憂鬱《ゆううつ》になった。以降、ほとんど自宅静養。
自分への反省を込めて言うが、本当に人間というモノは身勝手な動物だと思う。母が時々口癖に話していたことだが、「健康なときはああしたい、こうしたい、とわがままを言うが、病気になると健康のありがたさを感じる」と。はい、はい、そうですね。よーくわ・か・り・ま・し・た。

六月二十二日

退院後、初めて検査のために通院。メモを渡された。「断端。リンパ節にガンはなく、根治術であった。ただし、万一のこともあるので、三カ月に一度、血液検査を受けてほしい」とも。ここでも相変わらず医学用語を使う。ちと分からない。リンパ腺とリンパ節の違いは何か。前に手術したときは「ガン細胞は摘出した」と言い、その日は「リンパ節にガンはない」と言う。そして今回は「断端」云々。その関係が分からない。妻が医師の説明を手話で表した。つまり、摘出した前立腺を調べたら、他の臓器に転移が見られなかったという意味だそうだ。

六月二十七日

ウォーキング。右足がむくんでいるし、三〇分も歩くと痛くてたまらない。

六月二十八日

二回目の検査。回復を早めるためには「とにかく、身体を動かせ」と言われているので、めまいなどは我慢してできるだけ歩いている。毎日、ウォーキングしているが三〇分も歩くとどうも右足が痛い。腰あたりも固くなる。何かおかしいと思って、今度は入院先の総合病院整形外科で診断を受けた。レントゲン撮影の結果、「腰の骨の中の神経の通り道が狭いので、神経を圧迫している可能性がある」と。「ひとまず、二週間分、ペオン、ムコスタ、メチコバールを用意します」。「他に服用している薬は？」など聞かれた。「二週間後、ダメなら再度来てほしい」とも。けど、「腰の骨の中の神経の通り道が狭いので、神経を圧迫している可能性がある」と言われてもどういうことなのか、ペオン、ムコスタ、メチコバールなども素人の自分には分からない。まあ、薬を飲んで様子を見ればいいかなと、思った。

同日の夕方、血尿がでた。

六月二十九日

前夜、血尿が出たので念のために入院先の総合病院泌尿科で診察。主治医は簡易筆談器に書く。「手術のときにきれいに摘出したはずだが、念のために七月六日に再検査したい」と。

同夜、気づかない間に尿漏れ。また失禁だ。放尿したくなってトイレに立つが、今度は尿がなかなか出ない。二度目もダメ。無理して放出を試みた。「よっしゃ!!」と力んだ。血に混じって濃いワインレッドのような固まりがドンと放出した。二日前は小指の先ほどの血の固まりだったが、今回は親指の先と同じくらいの大きさで、ゼリー状だった。後に流れた血はもしかしたら、尿管の内側についた傷跡の残り物かも知れない。その後はすごく楽になった。その後は血も流れていない。

七月四日

会社の恒例の定期検診を受けるために別の総合病院の人間ドックにいく。前立腺ガンで手術のため入院したことも話した。特に足がむくんで気になることも話した。

手術した病院では「術後はなるべく、適度の運動をして、体力をつけてほしい」と、助言された。約束どおり一日一時間程度のウォーキングをしているが、二〇分から三〇分歩くと右腰が痛くなる。また、右足もむくんでいる。念のために手術先の医師に聞いた。「術後の後遺症と思われる。リンパ腺も同時に切り取っているから、生き残ったリンパ腺に負担がかかっているのだろう。時間が経てば回復するので心配はいらない」。まとめるとそんな話だった。リンパ節とリンパ腺の違いは何だ。分かるようで分からない説明だ。

ここの医師は私が聞こえないことを知っているので、こまめに筆談している。「どういう意味か」と聞いた。要するに「車の車線で言えば、普段は五車線あり事故などで四車線が通行不能になると残りの一車線に車が集中する。そしたら渋滞する。通れるようになるまで時間がかかる」と。この医師のたとえ話は分かりやすい。患者の視点で話すことが上手だなと感じた。

七月六日

血尿、失禁ともなし。今後は三カ月に一度、定期検診を受ければよいと筆談。

かつて、大学における聴覚障害者の情報保障に取り組んできた闘士、S君からのメッセージ。

「手術室から生還されたことと信じています。息子さんのこれからの幸せのためにも、愛しい奥様のためにも、六〇〇万人の朋友の未来のためにも、回復の道をまっしぐらに進まれますよう心から祈っております」

先述したBEAUの菊池明美さんから二度目のメッセージ。

「パソコンの前に座りながらキーボードの字がかすみ涙がこみ上げてまいりました。無事、手術成功、おめでとうございます。おつらかったでしょう。生きるって何でしょう?? 見つめる時だったのかもしれません。母親の母体からこの世に出てくるとき、人の手が関わります。どれだけの人の手が自分ひとりの命と関ってきたことでしょう。

自分の命、自分のモノであって自分だけのモノではありません。自分は人のために自分の命があるのです。今、母を介護しながらつくづく噛みしめております。あせらず、ゆっくり、人の手をいっぱいいっぱい借り、迷惑をかけながら細く長く生き抜いてください。灯台のともしびを絶対消してはいけません。一〇〇年続くことを目指し、一〇〇年間の本物を。日本だけでなく、世界のワールドパイオニア発信、一〇〇年目指せ‼」

他にも多くの人々に励まされて、「格子なき監獄」から生還しました。私を支えてくださった多くの方々にお礼申し上げます。星の友情をこめて。

二章　医療機関、七三%が改善要望──聴覚障害者にも優しい医療機関を目指して

A　聴覚障害者の特性

『聴覚障害者の施設改善に関する研究』（平成十五（二〇〇三）年、高橋儀平他、日本建築学会計画系論文集）によると医療機関がワースト一位で、七二・五%の聴覚障害者が不便を訴えている（七頁のグラフを参照）。逆に言えば、命に関わるだけに優しい医療機関になってほしいという思いは強い。苦言は期待の裏返しと心得てほしい。

人間も生物。事故、病気、遺伝などによって耳・目・足などに不便を感じている。まず、医療。治らなければ、残された「力」を振り絞って生きていくしかない。リハビリテーションと言えるかも知れない。社会の中にある様々な情報をどのようにして取り入れたらよいのか、コミュニケーションは、補聴器を活用して聞くことのできる難聴者にはよりよい補聴システムの完備、そして、補聴器の恩恵にあずかれない難聴者・中途失聴者やろう者には手話、口話、筆談、文字など見て分かる形で伝えることが大切だ。

ところが、医療機関など公共サービスの利用においては、音声的および視覚的サービスがほ

とんどないばかりか、医療従事者の聴覚障害者への対応や理解には個人差が見られる。詳しいことは三章で述べるが、補聴器をつけている人やしゃべれる人を見ると大声で話しかければよい、あるいは聴覚障害者は全員、手話が理解できると信じているなどの誤解もある。

いちがいに聴覚障害者といっても失聴年齢、教育・家庭・社会環境などにより、コミュニケーション手段も生活習慣なども異なる。失聴年齢、聞こえ方などによって、ろう者、中途失聴者、難聴者などに区分されるが、共通していることは聴覚に障害があり、聞こえない、聞こえにくいため、音声情報の入手が困難という点だ。また、音声言語によるコミュニケーションが苦手だ。

補聴器をつけている、口許を見ている、手話をしているなどで聴覚障害者と見分けられる場合もあるが、「黙っている限り」一般の人には外見上その障害が判別できないので、聴覚障害者の存在が周りの人々には分からない。(※手話通訳者や手話を学んでいる人々も、聴覚障害者とコミュニケーションをしているときは手話を使うので、聴覚障害者と間違われるときもある。)障害が見えないので周りの人は何が不便で、何をしてほしいのか、分からないのではないか。

B　聴覚障害問題は深刻

以上のような問題をこれから具体的に列記して説明していきたい。

詳しくは後述するが、日本は高齢社会だ。総務省統計によると六五歳以上の人は今、二五〇〇万人。二五年後には三五〇〇万人に増加する。人間も耳・目・足などに不自由を感じていく。聴覚障害者は厚生労働省の判定基準によれば、両耳聴力レベル平均七〇デシベル以上の損失者は約三四万五千人。WHO（世界保健機構）はこれより軽い四〇デシベル以上の聴力損失者を聴覚障害者と定義し、日本で総人口の五％以上が聴覚障害者と推定され、その数は二〇〇〇年で約六〇〇万人以上、二〇五〇年には約八〇〇万人以上になると推定されている。

聴覚障害者の構成比で言えば、九九％以上が後天性の聴覚障害者。年齢的には六五歳以上で聴覚障害者になった人が六五％以上を占めている。

一方、一人暮らし、つまり「都会の孤独者」は増加している。三〇三万人〔国立社会保障・人口問題研究所、「日本の将来推計人口」平成十四（二〇〇二）年〕。ただでも一人暮らしの増加は深刻な問題なのに、「障害」が加わっている。「一人暮らしなので夜中に突然、発病でもしたら、どうしよう」などの不安もある。加えて、聴覚障害者の場合、通報やコミュニケーションに困る。

難聴者の中には聴力が前よりもダウンしたという人が五四・一％もいる。二人に一人だから、深刻と言うしかない〔『中途失聴・難聴者コミュニケーション実態予備調査報告書』昭和六十三（一九八八）年、社団法人全日本難聴者・中途失聴者団体連合会〕。

さらに、「必要以上に耳も使うし、長話になると疲れるし、ストレスがたまる。生活上のコミュニケーションが難かしくて、社会に出たがらずボケ気味」と言う人も。こういう人は増えているように感じる。

C　医療で出合う問題

医療機関の説明などは多くの場合、口頭でされる。資料や分かりやすい案内、説明書が少ないため説明の内容が理解できない場合もある。

医療機関の窓口、受付には聴覚障害者とコミュニケーションがとれる人がいないため、次の行動に移れない聴覚障害者もいる。足が止まってしまうのだ。

昭和四十七（一九七二）年、青森県で入院中のろう者が夫と二人の子どもを残して死亡した例もある。入院してから死に至るまでの約四〇日間、同じ病院内を産婦人科、外科、内科とたらい回しにされたあげく、結局は腸閉塞《ちょうへいそく》と判明したが、基本的には、医療従事者と患者間のコミュニケーションが通じなかったことが、この人を死にいたらしめたと見られている。

この事件を境に「手話通訳の派遣体制」は少しずつではあるが確立されてきている。現在では、幸いにもコミュニケーション上の問題が原因で人命に関わるトラブルはあまり起きていないが、逆に手話通訳者の同行がないと診察を断る医療機関や医療従事者もでている。一方では「聴覚障害者＝手話ができる」という新たな誤解も生まれている。

いつ、どこで、何が起きるか分からない。これは聴覚障害者も同じことで二四時間三六五日、手話通訳の派遣体制の完備は必要だ。他方では手話ができない聴覚障害者が八四％もいる現状を見逃してはならない。要約筆記者の派遣体制の確立も大切だが、障害者自立支援法の施行後増加しているとは言え、実施率は一％以下とお寒い限りだ。

医療機関内で火災などが発生した場合、警報器や館内放送などは音声放送で知らせるため、聴覚障害者は何が起きたのか判断ができない。それどころか、呼び出しなども口頭ないし放送で行っていることが多いので、聴覚障害者は苦労させられている。

いずれにしても失聴年齢、家庭・社会・教育環境の違いなどによりコミュニケーション手段も異なるが、ろう者も難聴者も聞こえない、聞こえにくいことは同じである。

「インフォームド・コンセント」を持ち出すまでもないが、通訳、医師、看護師、ボランティアも、それぞれの聴覚障害者の特性を十分に理解した上でのきめ細かい気配りが必要になろう。治療などで耳が聞こえるようにならなければ、残された力をフルに活用して「ありのままの姿」で社会復帰できるようにするサポート体制を用意することも急務ではなかろうか。以下において問題点と解決策を示したい。

D　コミュニケーション

私が体験したことは一章でも少し触れた。個人差はあるにしても他の同障者も同じだと思う。一部、重複している部分もあるが、復習のつもりで読んでいただきたい。

ことにコミュニケーションの問題は大きい。医者や看護師の話や指示が聴覚障害者に的確に伝わらないと疾患を悪化させる場合もあろうし、時と場合によっては命にも関わる。

いくら読唇（読話、口話とも言われる）を得意としている人でも、マスクをかけたまま話す医師や看護師の言葉は理解できない。筆談に依存している人は病名や次の来院日を筆記してもらえても、病気の詳細や対応方法までは教えてもらえないことが多い。文章の読み書きが困難なろう者は、さらに大変な思いをしていると思う。補聴器を頼りにしている難聴者の中にも、「聴力検査やレントゲン撮影のときは補聴器を外さねばならず、この間の情報保障が欲しい」などの悩みを訴えている。入院中の聴覚障害者も「耳が聞こえないことがわかっているのに、連絡は相変わらずナースコールで呼び出す看護師がいる」などの問題を指摘している。

これらの問題点を場面別に具体的に述べていきたい。

①本人（患者）側の悩み

「医師が症状を詳しく説明してくれない」
「医師の説明が分からない」
「医師がマスクをしたまま話をするので口が見えない」
「医療従事者は聴覚障害を知らないから、意思疎通がうまくいかない」
「医療従事者から『手話通訳を連れてきて』と言われたが、難聴の私は手話ができない」

「補聴器を使用している。医療機関まで八四歳の母親を連れて行っているが、カルテを受け取るまで二回、外来まで二回、投薬まで一回、計五回の呼び出しがあるが騒がしい中での聞き取りが難かしい」

「『耳が聞こえないので筆談してほしい』と言っても、大声で話せば通じると思っている看護師や医師が多い」

「せめて筆談くらいはやってほしい。命に関わるから」

以上をまとめると次のコメントに集約されるだろう。

「医師行きは〝地獄行き〟と同じ。『聞こえないので筆談で』と頼んでも十分説明してもらえず、『はい、よろしい』で終わるから……」

予想されていることだが、一番多いクレームは「呼ばれていることが分からない」ことだ。私はいつも医療機関に行くと先ず「聞こえないので」と話している。慣れている医療従事者は順番が近づいたら肩や手を叩いて合図するが、慣れていない医療従事者は、次はどのようにしてやればよいのか分からないようだ。「肩か手を叩いて呼んでください」と、コミュニケーション方法については「手話または筆談で」、読話が得意な人は「話すときはマスクを外してください」とか「後ろ向きや下向きで話さないでください」と話す必要がある。加えて、内視鏡や眼科の検査のときは「周りが暗いので、読話ができません。明るいところで、（患者に）口許が見えるような形で話してください」と細かく説明する必要がある。

補聴器装用者は聴力検査やレントゲン検査などでは「補聴器を外すとコミュニケーションができません。この場合は筆談するなど、情報保障をしてください」など具体的に説明を加えないとダメなようだ。だが、現実には医療機関で困ったことをきちんと説明できる聴覚障害者はそんなに多くない。特に言語獲得期以前に聞こえなくなった聴覚障害者は「無音の世界」に生まれている。個人差はあれ、さらに状況説明の困難がつきまとう。要するに「不便なこと」「困ったこと」を訴えることはできても、「ではどうしたらよいのか」という質問にまともに答えられる人はそんなに多くない（関連一六六頁）。

② （聴覚障害者側）連れとしての悩み

医療機関には手話通訳者を同行するケースが増えているが、手話のできない聴覚障害者は家族と一緒に行く場合が多いそうだ。この場合、医療従事者とのやり取りは家族と話すことが多いようだ。結果だけを手短に伝えられる場合が多い。一番知りたがっているのは患者なのに。

「私は難聴者、母も老人性難聴のうえ、お互いに認知症気味であてにならない」

「夫は年だし、片手が不自由。私は難聴のうえに病弱なので、夫の世話をしたくてもできない」

「寝たきりの老親と一緒に生活。私が病気になったときは難聴のため電話はかけられず、医者を呼ぶこともできない」

「母も私も難聴、どちらが転んでも介護に困る」

「私は若いのに聞こえないため、かえって高齢の父母を介護でわずらわしている。母の面倒を見たいが、難聴の私は医師の指示が分からないので無理」

「近くに肉親がいないので、(医療機関に)特に緊急のときは連絡が取れないのは困る。連絡先の電話番号は音声電話のみだから」

「老親の最期を看取ったり、その後の人々との関わりなどを考えると不安が多い」

職業を持って社会に受け入れられている軽度、中等度の難聴者でも、老後のことを考えると暗い思いを抱かない人はまれであろう。

③経済的な問題

聴者なら一人で行けるが、聴覚障害者は手話通訳者、要約筆記者を同行する必要がある。通訳として家族を同行する場合は家計に響くようだ。「大病院は付き添いなしで行けない。医療機関に行くときは家族に休んでもらっている。付き添いもその都度仕事を休むので、正社員からパートに代わった。給料は二八万円から七万円に減った。妻も二五万円から一〇万円に減った。生活に困っている」。経済力のない聴覚障害者は、医療機関にかかりにくくなるだろう。就労者が減るとその分歳入も減るのだから、国や自治体の打撃は少なくないと思う。

④子を持つ親の悩み

これは私の例だが、息子をある病院に連れて行ったときのこと。

息子は意識が朦朧《もうろう》としていて自分の症状を医師にうまく説明できなかった。聴覚障害者の私が一応、一生懸命に説明した。しかし、この医師、聴覚障害者の声になれていないのか、医師は自分の耳を私の口許に近づける。そして、なんやかんや、しゃべっている。「何、聞こえん、もう一度」とでも言っているのだろうが、かく言う私には全く聞こえない。医師の質問などには答えられない。「怒鳴られても聞こえないから、書いて（質問して）ください」とお願いすると、紙とペンを私に差し出す。なんのこっちゃ。「先生が聞きたいことをメモしていただきたいのです」と言うと、ようやく分かったと言わんばかりの顔をして、「どんな具合ですか」と書いてくれたが、次からはまた、一方的に、しゃべり始める。医師は私とのコミュニケーションがうまくいかず、後ろに何人もの患者が数珠《じゅず》つなぎにつかえているから、だんだんとイライラが募る。今にも爆発しそうな顔をしている。私もそうだ。「筆談も面倒くさがる無理解な医師はご免被りたい」。この医師はろくにも調べず、約五分後に「当面、これを飲んでおけ」みたいな感じで薬の処方をした。しばらくしてから七〜一〇種類もある薬を二週間分。デパートの買い物袋一杯。「薬漬けか」。初めての診察で、しかもたったの五分くらいで判断できるのは「神の手」か、「藪医者」のたぐいか。

特に幼い子どもは、痛いときなどはただ泣いている場合が多い。聴者の親は問診時に事情などをある程度説明できるのでよいが、聴覚障害者の親は子どもの泣き声などの状況もつかみにくいうえに、医師とのコミュニケーションが困難だと状況説明が難しいことがある。

⑤情報不足

これも私の例だ。「腹がむかついているようだ」。医師は「どのようにむかついているのか。苦しいのか。張っているのか」など細かく聞いてくる。だが、私は症状を細かく言葉に変えて、正確に説明できない。これはコミュニケーション上の問題だけでなく、どのように話したらよいのかという知識や情報が乏しいためかも知れない。これは私も含めてだが、手話しか理解できない聴覚障害者の中に多いように思う。

こんなこともあった。私の知り合いのことだが、二〇年くらい前、羊水検査を受けた人がいる。針の刺さり具合が悪くて生まれてくるはずの胎児を水子に流した。当時、担当の医師は「申し訳なかった」と平謝り。当時はこれですんだ。今では立派な「医療ミス」として医師の責任を問える。だが、患者側にこの辺の情報と医療知識があるのとないのとでは随分開きがあると感じた。特にこの辺の情報が少ない聴覚障害者は適当（？）にすまされているかも知れない。

⑥言語の違い

詳しくは四章で述べるが、手話を母語としているろう者の手話は、日本語と英語が異なる言語であるのと同じように独立した言語と見たほうがよい。加えて同じ英語でも厳密に言うとアメリカ手話（ASL）とイギリス手話（BSL）ではニュアンスなどもかなり異なる。これと同じように「日本手話」（日本語非文法的手話）と「日本語対応手話」（日本語文法的手話）は微妙に異なるし、さらに日本語に方言があるように、手話にも方言があり、表現も微妙に（?）、かなり（?）異なり、それがコミュニケーションのギャップを生み出している面がある。うまく伝えられないと医療従事者は適当に（?）判断してしまう場合もある。誤診したり、症状が悪化してしまうことにつながりかねない。通訳者サイドで言えば、正確な通訳を期すためには、その聴覚障害者が日本語文法的手話を好むか、非日本語文法的手話を好むか、その中間的手話を好むか、その背景なども含めた情報提供をする必要があると思う。

⑦患者無視

聴者の家族がいると聴者の家族に、手話通訳者がいると通訳者に向かって何やら説明を始める。患者本人が完全に「無視」されてしまうことも。手話通訳は基本的には言葉と言葉のメッセンジャーにすぎないし、家族は患者の代弁者ではない。（ただし、自分で判断して返事できない場合を除いては。）それにもかかわらず、医師の中にはこの辺のことをよく理解せず、手話通訳者に向かっていろいろ話しかける人がいる。ちょうど、外国語の通訳者が側にいると通訳者に向かって話すのと同じ理屈だ。どちらも日常茶飯事に行われていることだ。

いずれにせよ、聴覚障害はコミュニケーション障害にとどまらず、人間関係をぶち壊すこともある。その意味では「関係の障害」とも言われている。コミュニケーション上の困難さは様々なところで現れている。ここで取り上げたのはほんの一例だ。

問題を解決するには医療従事者が聴覚障害者のことを十分に理解し、手話、筆談を含めたコミュニケーション手段も身につけているのが一番よいのだが、困難な場合はこの方面での資格を持っている通訳者を間に置くことをお薦めしたい。

E　場面別の問題点

①総合案内

ここは医療機関を利用する上で必要な手続きの仕方など、イロハを教えてくれるところだ。いわば〝医療機関よろず相談所〟。私は「耳が不自由です」と伝えた。聴覚障害者と分かれば筆談をするか、「手話のできる人を呼びましょうか」。このあたりの応対を期待していた。これはみごとに裏切られた。経験豊かそうな医療従事者は、「まず、一番窓口で……」なんていうようなことを、大声で言ったようだった。聴覚障害者には声を大きくして話しかければ通じるものと思っているらしい。

私は聾学校や難聴学級の先生の勧めで身につけていた読話（口話）を試みた。案内する人の口許はモゴモゴ。何を言っているのか、サッパリ分からない。弱者に優しいはずの医療機関、その入口である総合案内でさえ、こんな有り様だ。これではお先真っ暗ではないか。

②窓口の手続き

外来票にいろいろ書き込む。これもなかなか面倒だ。やっと記入台で書き終えて、①番窓口に保険証を添えて、外来票を出す。順番がきたら、呼んでくれる。大きな病院では窓口がやたらに多い。呼ばれたら⑤番窓口に行くのかな? ⑤番ってどこだ? そこも受付がいくつもある。しかも呼び出しはマイク放送だ。

やっとのことで診察カードやカルテを受け取って診療科に出す。ここでも呼び出しはマイクか口頭。疲れる!! 聴者は耳をそばだてれば音源をほぼ特定できるらしいが、補聴器はその音源まで特定してくれない。まして、聴覚障害者は通訳や家族と一緒に行った場合はよいが、一人のときはどうしようもない。

目を皿のようにして看護師さんの口許を注意して見ていたが、どこかの学校のマニュアル通り、「口をゆっくり、大きく開いて話す」人はいない。だいたい、どの看護師も医者もカルテを見ながら、あるいは後ろ向きのままとか、顔を下向きにしたまま、ある人はマスクで口許を覆っている。これではまるで〝超難問クイズ〟か〝暗号解読作業〟だ。大きな医療機関の総合窓口では番号シートを発行している。順番が来たら、音声と共に電光表示器に番号が表示される。「聴覚障害者は番号表示を見ればよいだろう」という認識がある。聴覚障害者は眠たいのも我慢して、目を皿にして「まだか、まだか」と見続けるのも疲れるのだ。特に医療機関では。加えて、途中で「診察間もなく終わります」「車を移動させてください」「事故が発生したのでご注意ください」などのお知らせなどは聴者には良くても聴覚障害者には一言も伝わらない場合が多い。

③診察室

ここが一番の難関だ。場合によっては命に関わるだけに緊張する。一時間以上も待たされたあげく、次々に立っていく人を見ながら、やっと自分の番が来たらしいと思い込んで、待合室のいすを立っていくと、「あんたじゃない」と言われることも。今度は診察室内のいすに座る。そこでまた、医師から呼び出しを待つのだ。

同行した手話通訳者によると、カーテンの奥から医者が「一一番の方①番へ」とか、「一五番の方は②番へ」とか、呼ぶそうだ。これでは聴覚障害者はお手上げだ。ひどい医療機関になると、しばらく返事がなければ後回しにされる。まだか、まだかと待っていると、今度は掃除のおばさんがやってきて、「まだいたんですか。もう先生はお帰りになりましたよ」なんてこともしばしばある。その他には私などは「私より後に入った人がどんどん先に診察を受けられるのだ」とかみついたときもある。かみつかれた医療従事者はストレスがたまるだろう。患者の私もストレスはたまる。音声の代わりに振動か、文字で伝えればすむことだ。

④診断・検査

体の悪いところを調べるのだ。ここは患者、特に聴覚障害者にとってはシ・ン・ド・イところだ。待っている間、ヒマつぶしに医師の応対ぶりを観察した。

i　コミュニケーションの問題

一対一で対面してもマスクをかけたまま話す人、カルテを見ながら下を向いて話す人、後ろ向きや横向きで話す人。こうした対応では、私が難聴であった頃でも、補聴器を通して聞くのはシンドかった。ただでも、他の機器の音も入るし。当然、難聴者は聞きづらい。全神経を集中させていても……。一番いいのは補聴器の敵である雑音などを遠ざけること。つまり、音の反響の大きい部屋や機械の音を避けて、静かな部屋でコミュニケーションするとか、あるいは筆談に切り替えてこまめに対応するといった工夫も必要になる。

ii　環境の問題

内視鏡検査室、眼科などは、検査時は部屋が全体的に暗くなる。これでは、医師の指示などはうまく伝わらない。手話、筆談、読話を得意としている聴覚障害者でもお手上げだろう。補聴器をフルに活用している人もレントゲン室で補聴器を外してくれと言われたり、検査機器の音がうるさい内視鏡検査室内での指示などは聞き取りにくいはずだ。

iii　理解の問題

それにしても医者の応対はひどいものだ。一時間も二時間も待たされるのだ。半日で、多くの患者がベルトコンベアみたいに運ばれてくる大病院に多い。当然、一人あたりの診察時間は一分から長くて五分。一分でも長くいて治療方法などを聞いて帰りたいと思うだろう。自分の病気だからしつこく聞こうとすれば、うるさいやつだと言わんばかりににらまれる。まして、患者が病名や原因などをうまく説明できないと、いい加減に処理されてしまいかねない。

iv　誤解

一方では聴覚障害者の中には「自分は手話ができない。聴覚障害者のコミュニケーション手段は手話だけではない」とかみついた人もいた。そのとおり。身体障害者手帳を持っている聴覚障害（児）者のうち手話ができる人は一六％なのだ。ほとんどは加齢と共に聴覚障害者になった人々で、手話を学ぶ機会がなかった人が多い。一方、マスコミには聴覚障害者と言えば、必ずといってよいくらい手話が登場する。そのせいか、聴覚障害者＝手話という図式ができあがっているようだ。そうではないのだが、手話通訳をつければよいと短絡的に考えているところに、医療従事者のこの問題についての認識の甘さがある。

⑤会計

言うまでもなく、お金を支払うところ。番号順ではなく計算が終わった順に呼び出される。ここでもマイクで案内するのである。いくつかの医療機関では料金表示機もない。口頭で「一五〇円です」なんて言われても、私には分からない。だから、会計というと、大病院では一万円札を出す場合が多い。お釣りは九八五〇円なんてことになって、ズボンのポケットは小銭ばかりでジャラジャラなんて。料金表示が困難なら、はじき終わった電卓の数字を見せてくれてもよいと思う。ちょっと工夫しただけでもバリアフリーになるのだ。金のかからないバリアフリーもあることを知っていただきたい。

⑥病室

外来だけに限ってザッと数え上げただけでも問題はたくさんある。入院ともなれば病棟、病室などの問題もある。病棟では医師や看護師と話す機会は外来よりずっと多くなる。聴者の患者はそれなりに病気の原因や治し方などを細かく聞けるが、聴覚障害者の患者は話が通じない点では外来と変わらない。やはり、一番の問題はコミュニケーションだ。

病棟では何かにつけてコミュニケーションを図るためには、まずナースコールを通して用件を伝えねばならない。一応、私が聞こえないということは病棟看護師には伝わっていた。ただし、百人の人がいれば一人ひとりの顔が違うように、聴覚障害者も様々だ。コミュニケーション手段も異なるのだが、それを正確に知っている看護師は少ない。

⑦診察ノート

私は入院中ずっと、簡易筆談器を使用してコミュニケートしていたが、時々手製の「診察ノート」を用意し、必要なことは何でも書いてもらった。例えば「お小水は?」「色は?」「今夜から点滴を始めます」「今日の血糖値は一七〇」とか。

診察の結果、病名、処方薬、注意事項など細かいことも文字になって残るし、言った、言わないでけんかすることもない。特に朝食べたものを昼前には忘れてしまう私だ。年のせいか生まれつきなのか分からないが、認知症気味だ。そういう人には記録が残る診察ノート(下図)はありがたい。

⑧栄養相談

退院する前に栄養士による食事療法のお説教を受けた。今のうちにきちんと治療していれば治る場合もあると。「適度の運動。ただダラダラ歩いても意味がない。意識して歩かないと。それから、カロリーの制限ね。ご褒美《ほうび》に一カ月にケーキ一個くらい食べてもいいので

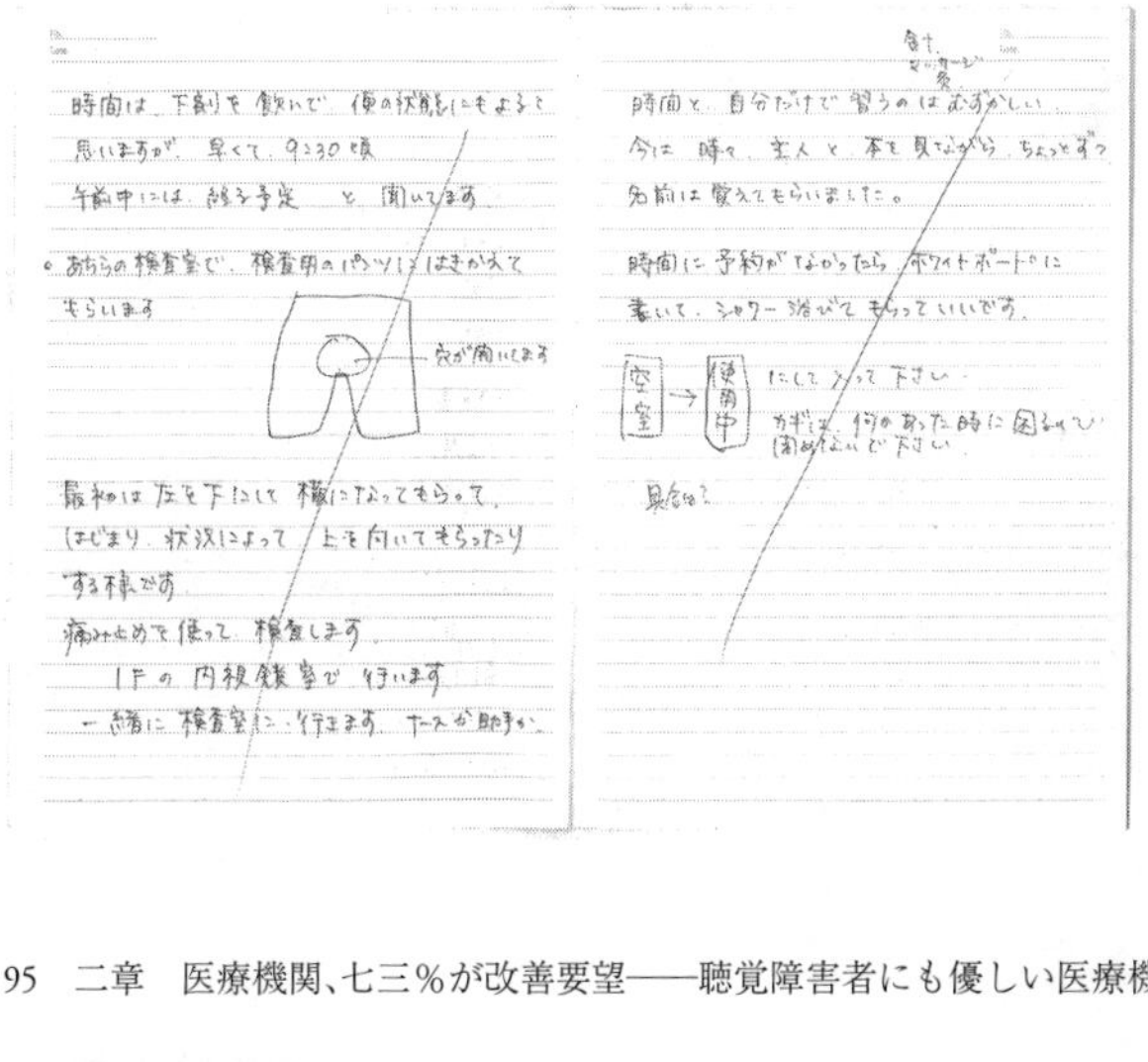

すよ。その代わりに一万歩歩くこと。取ったエネルギーを消化すればいいのですよ。頑張りましょう」なんて。良薬は口に苦しというか、「耳が痛い」。平凡なお説教だが、身にしみる。口話や筆談ではこのような健康のありがたさに関する説教は聞けない。健全な精神は十分なコミュニケーションが必要ということを改めて感じた。

⑨コミュニケーション手段の問題

検査入院を含めて二〇日間の入院生活をしていると医療従事者の顔や考え方が見えてくる。整理してみると次のようにまとめられると思う。

・聴覚障害者は筆談ができると思い込んでいる人もいる。
・聴覚障害者は手話が理解できると思い込んでいる人もいる。
・聴覚障害者は補聴器をつければ聞こえると思い込んでいる人もいる。
・聴覚障害者は口話が得意と思い込んでいる人もいる。

いずれにしても聴覚障害者のコミュニケーション手段に関する神話を信じている人がたくさんいることに驚かされた。何が原因なのか、どうしたらこのような神話を崩せるのかについては次章で触れたい（⇩関連二六五頁）。

F　呼び出し・案内放送

①ナースコール

ナースコールは患者の立場を考えて用意したモノに違いない。一々、ナースステーションまで足を運ばなくてもすむ。忙しい看護師にも便利だ。「聞こえて話せる人」つまり聴者にとっては確かに便利だ。

私が聞こえないということを知らない看護師の中には、黙ったままナースコールをすると飛んできて、突然「何度話したら分かるのですか。最初に用件を告げてください。ただでも忙しいときに」みたいなことを話す人がいる。そのうち「中園さん、検温をお願いします」とナースコールで話したときに返事ができないと、「もしかしたら、死んだのでは」と思い込んであわてて看護師が飛んできた……なんてことはないだろうが。だが、聴覚障害者には聞こえないから、非常に使いにくい。とにかく、視覚的な配慮がほしい。こんなとき、LED付き電光文字表示器も役立つと思う。＃1を押せば「三三三号室です。点滴が切れました」、＃2を押せば「頭痛薬をお願いします」などのメッセージを一六文例送れる。（⇩九九頁の「電光文字表示器」を参照）。

②振動呼び出し器の利用

単独で医療機関に行く場合は、呼び出し方法に工夫が必要。無線・振動呼出器「合図くん」を使用している施設が増えている。医療機関では全国の逓信病院、国立国際医療センター、愛媛県や島根県の各県立病院の診療科窓口、会計窓口などにも用意し「聴覚障害者にも配慮した病院運営」に努めている医療機関もある（写真）。

最近発売された振動呼び出し器もよい。微弱電波使用なので受信距離は短い。医療機関の待合室では十分と思う。振動はかなり強力（⇩関連二五二頁）。

ポケベルタイプの呼び出し器を活用している医療機関（都立大塚病院など）もある。特定小電力なので一〇〇m離れても使える。全館で使用する場合はリピーター（中継機）を併用している（⇩関連二五二頁）。

③電光文字表示器の利用

これからは文字によるメッセージを入力したリモコン式送信器で送り、だれでも簡単に操作でき二秒以内に送信できるLED付き電光文字表示器（写真）がよいと思う。基本的には各科ごと、病棟に一セットあればいいと思う。中野総合病院は待合室に設置している。写真の機器は可動式なので普段は呼び出し案内などに活用し、災害時などでは避難所での情報保障に転用できるのが味噌だ。有線タイプと無線タイプがある。写真は無

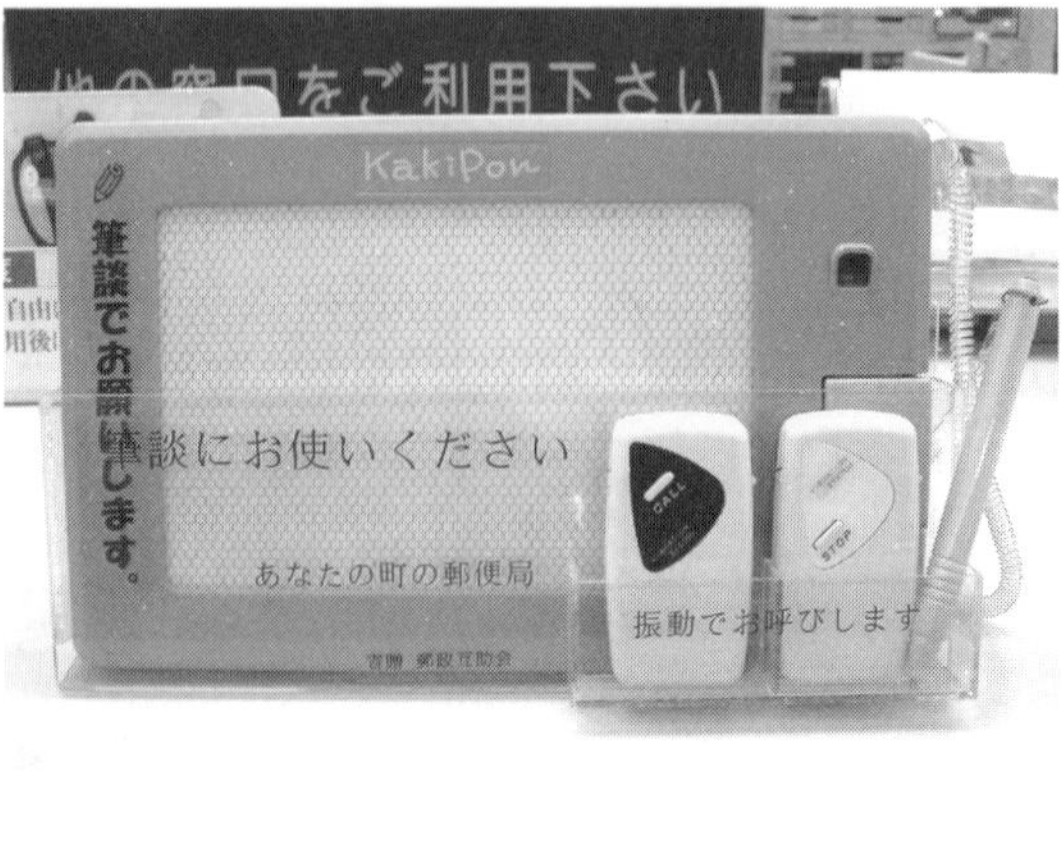

線タイプ。

④ＰＨＳの利用

医療機関によってはＰＨＳ用電話のメール機能を「呼び出し」に代用しているところもある。こちらは通信業者が異なっても互換性があるので人気だ。類似の方法として医療機関によっては、建物外にいる患者やお見舞い客にメールアドレスを聞いて必要なときに連絡をするサービスを始めたところもある。京都府の保険医協会では医療従事者の間で連絡用に活用しているＰＨＳを使用している。総合受付で貸し出し、会計時に返却すればよいそうだ。

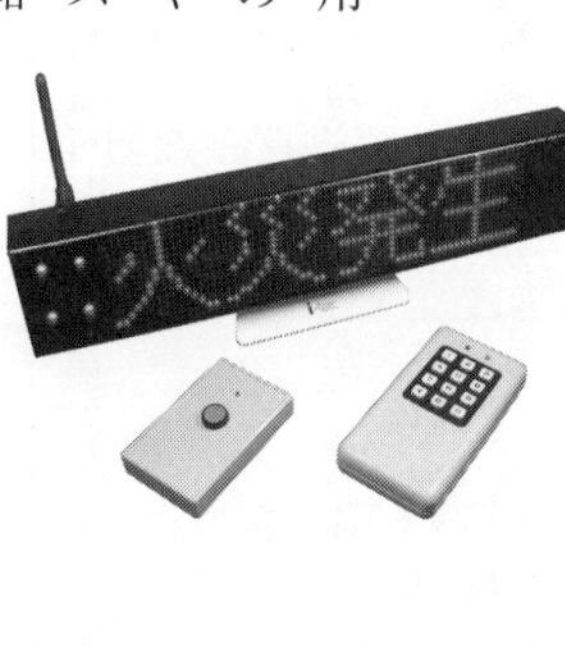

Ｇ　カルテ

大抵の看護師はカルテを手に持ち氏名または番号で呼びかける。ある人はうつむいたまま、ある人はマスクをつけたまま呼びかける。こういう場面では聴覚障害者はすごく苦手だ。聴覚障害者は外から見たところ普通の人と変わらない。そのため、名前を呼ばれても、返事をしないと「いない」と思われ、後回しにされることもたびたびある。

このようなトラブルを避けるための方法を提案したい。カルテの頭に、例えば「聴覚障害、話すことはできるが聞こえない、コミュニケーションは手話または筆談で」と手書きでもよいので、メモを添付してほしいものだ。

積極的な医療機関では、カルテに「耳が不自由です。手招きでお願いします」と印刷したシールを貼っているところもある。聴覚障害者の中には「呼ばれても聞こえません。手で合図してください」と印刷したカードを診察券と一緒に窓口に渡す人もいる。下の写真は私が手作りで作ったカードだ（写真はイメージ）。医療機関以外の所でも使えるようにした。

H　説明・案内

①もっと書いて知らせて

私の例だが、手術に先立ち、体内をいろいろ調べられた。その一つに大腸内視鏡検査があった。が、前立腺ガンの手術と大腸内視鏡検査の関連が今一つ理解できなかった。

また、別の看護師は「手術後は医師の指示があるまで禁食です。他にもいろいろやることがあるので、絶対安静にしてください」と筆談。いろいろって何か、何が絶対安静なのか。具体的な説明はなかった。例えば、禁食とか、絶対安静とは術後、どのようなことが想定されるのか、その説明があるのとないのとでは随分違うような気がする。医療従事者だけが分かっていればよいというモノではない。「インフォームド・コンセント」を持ち出すまでもなく、医療

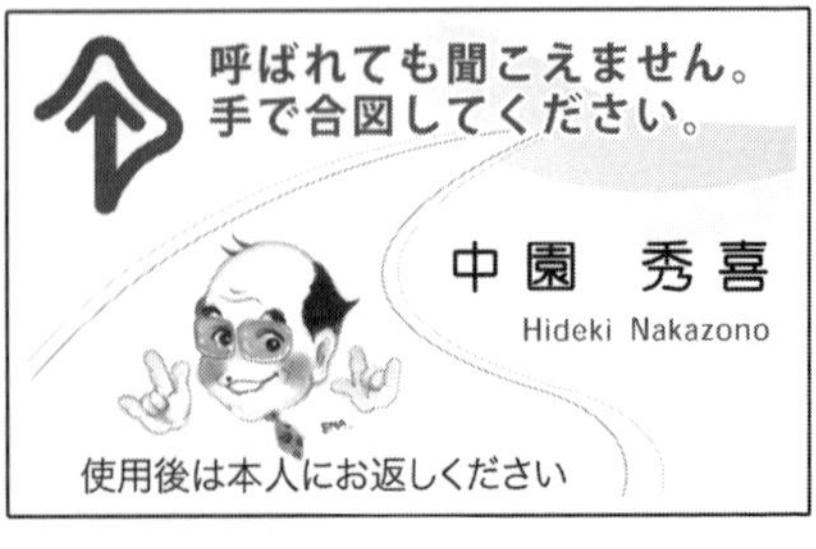
呼ばれても聞こえません。
手で合図してください。
中園　秀喜
Hideki Nakazono
使用後は本人にお返しください

従事者は情報を伝えるだけでなく、患者にも分かりやすく説明する義務があると思う。口頭説明だけでは不十分と考えられることはメモを付け加えたほうが無難と思う。頻繁《ひんぱん》に使う資料は事前にコピーなりしておけばよいと思う。医療従事者も忙しいことは分かっているし、大変ということは理解しているつもりだが、一番、自分のことを心配しているのは患者自身なのだ。手術や麻酔に関しては一応説明書があるのでよいが、まったく説明書のないモノもある。総じて、素人には分かりにくい専門用語のオンパレード。これを正しく読めて、正しく意味をつかめたら、その患者は看護師試験に合格できるのではないか。

②理解しやすい言葉に

例えば、メバロチン（高脂血症治療剤）という薬がある。この薬には次のような案内が添えられていた。

> このお薬は、血液中のコレステロールを減らすお薬です。副作用は、どんなお薬にもありますが、早期に発見し適切な処置を行えば、大事に至ることはほとんどありません。このお薬の副作用としてごくまれに「横紋筋融解症」が起きることがあります。次のような症状が見られましたら、直ちに服用をやめて主治医または薬剤師にご相談下さい。・筋肉が痛い・手足の力が入らない・尿の色が濃い。

分かりにくい説明だ。メバロチン……高脂血症治療剤という日本語を添えているが、それでも分かりづらい。例えば、心臓が止まるのを防ぐ薬の一つとも説明が必要。

コレステロールという言葉は一般化していると思うが、特に生まれつきの聴覚障害者の中で正確な意味を理解できている人は何人いるのだろうか。一応、新聞や本などに載っている言葉でも「健康な人」には無縁だ。日本語に翻訳し、かつ、意味も記載すべきと思う。文字による資料を増やしてイラストや図表をふんだんに用いて、かつ、視覚的に分かりやすく説明すべきだ。

「大事に至ることはほとんどありません」。……「心配ありません」と書いたほうが分かりやすいと思う。

「横紋筋融解症」……何と読むのだろう。ルビがほしい。これは聴覚障害者だけでなく、聴者にも分かりにくい病名だ。書き換えるか、注釈がほしい。

「尿の色が濃い」……濃いといってもいろいろある。心配のない色も多い。では問題になる色は何かと聞くと「赤褐色」とのこと。しかし、どんな色か分かりにくい。例えば、ブドウの巨峰と同じ色とか具体的な色を示して説明してもらえたらよいと思う。言い換えるか、注釈を入れてほしいところだ。

一枚の紙切れだが、これだけ問題がゾロゾロ感じられた。

入院先の医療機関ではこういう文書を基に口頭でも説明していた。了解が得られたら検査に入るのが原則らしい。聴覚障害者に関しては読んでもらえればよいと考えているのか、それにしても難解な専門用語も多い。例えば、手術・検査関係だけでも素人が理解できない言葉が沢山出ている。

単語の問題もある。

躊躇……遠慮せず。

切除……切り取る。

抜去……抜き取る。

血栓……血液の固まり。

会陰部……尿器、男ならポコチンと肛門の間の部分。

生検……患者の身体の一部を取って検査する小さな手術。

分かりやすくするためにイラストや写真を添えるか、難解な言葉は分かりやすく言い換えてほしい。

③専門語は注釈などを

ポリペクトミー（胃粘膜切除術）

アリアリール……糖尿病の薬の一種

④病院食

これは病院食の献立にも言える。入院先の医療機関では必ず献立が添付されていた。だが、「昼食、夕食、糖尿V度、常菜A、ご飯、二〇〇g」など。ただそれだけだ。説明書もないので、どんな意味か分かる人は少ないだろう。

⑤生活用品

入院に先立ち持ち込み品の説明を受けた。和式の寝間着、グランゼ、T字帯、バルンカテーテル、ストッキングなどを用意してくれと。これらの言葉はほとんど初めて聞いた。加えて、購入するためにデパートの売り場などに行ったらストッキングやバルンカテーテルだけでも種類がいろいろあることが分かった。イラストや写真で説明してくれたら選ぶほうも楽だ。(※聴者はテレビや現場で実際に見て、その言葉と物を一致させることができる。この繰り返しのなかで言葉を聞いただけで商品を連想できる。ところが、聴覚障害者はテレビや現場でそのものを見ても言葉は聞いたことがないので、言葉からモノを連想させることは至難の業だ。私の場合だが、手術室にある照明灯＝無影灯と理解するまで時間がかかった。)

聴覚障害者の中には文章の読み書きが困難な人もいる。言葉を獲得する前に聞こえなくなった人にその傾向が強い。こういう人々にはイラスト、写真などを添えて、さらに手術などの際は念を押す意味でも医療に詳しくて、聴覚障害の患者のことをよく知っている手話通訳か、手話のできる看護師を入れて説明したらよいと思う。

⑥書式を統一して

加えて、文書による説明文は各科の医療従事者がそれぞれまとめていると思うが、バラツキが激しい。全体的に分かりづらい文章が多い。どこでも共通して、分かるように統一してほしい。

いずれにしても、医療従事者のための説明書であって**患者のための説明書**ではないことを感じる。まとめた後、聴覚障害者にも事前に「これで分かるか」とチェックを入れてもらうとなおよいと思う。一般論だが、誰にでも分かりやすい説明文は、その都度、指摘されて修正されていくモノが多い。医療機関も参考にしていただきたい。

I　薬局・薬

これまでの薬剤師は患者に薬を渡し、「これを指示どおり、飲んでください」と口頭で言うケースが多かったが、最近の薬局はなぜか、薬の種類、効果、副作用など

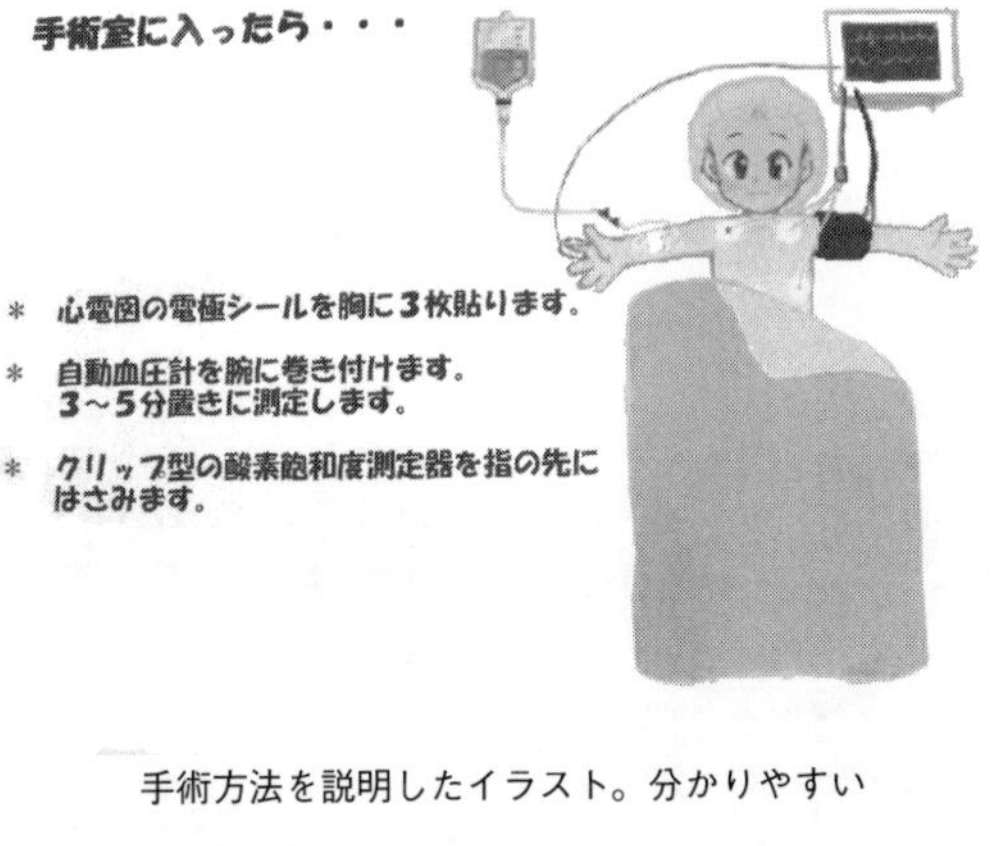
手術室に入ったら・・・
＊　心電図の電極シールを胸に３枚貼ります。
＊　自動血圧計を腕に巻き付けます。３～５分置きに測定します。
＊　クリップ型の酸素飽和度測定器を指の先にはさみます。

手術方法を説明したイラスト。分かりやすい

もきちんと説明するところが増えた。おまけに、お茶やコーヒーを出すなどサービスが良くなったし、薬の処方は院内処方から院外処方に替わっているところが多い。なじみの薬局を持つということはかかりつけ医院、ホームドクターを増やすことにつながる。結構なことだ。後で、聞いた話では薬に関する情報開示は薬事法で義務づけられたそうだ。

だが、聴覚障害者とのコミュニケーションになるとウーンと首をかしげたくなる。やはり、薬剤師も医師、看護師と同様の知識しか持っていない。ここでも聴覚障害者とのコミュニケーションは口話で通じるとか、手話で話すとか思い込んでいる。

今でも「メバロチン」「ディオバン」一日一回、朝、七日分と記入した薬袋を渡す薬局がある。た・だ・それだけだ。何の薬か。用途は何か、その説明さえ書いていない。この薬を調合したのは財団法人日本医療機能評価機構から優良と言われている立派な病院の薬局だ。翻って、私のかかりつけの薬局は化粧品店を併営している、せ・ま・く・て、き・た・な・い薬局だが、薬の他、処方箋に調合した薬の写真付きで、何のために飲むのか、どんな効果があり、どんな副作用があるのかもきちんと記載している（次頁写真）。情報が入りにくい聴覚障害者にはありがたいサービスだ。

ただ、良くない点は専門用語や横文字も、う・ん・ざ・りするほど多いことだ。特に文章を読み解く力が不足している人には、別の案内や説明をしないといけないのではなかろうか。また、別の薬局の処方箋の文字は虫眼鏡で見ないと読めないくらい小さい。旅行会社や不動産会社のパンフレットに記載されている規程の文字と同じだ。経費節減なのか、ケチなのか知らないが、こういう処方箋は老眼鏡をかけている人も読みづらい。やっぱり、処方箋も患者より薬剤師が自分のために作っていると思う。

薬局でも医師や看護師同様、薬の飲み方や調合についてもいろいろ指示がある。選び方を間違えれば命取りになりかねないので、やはり、コミュニケーションが大切。筆談をまめにするとか。程度の差は別にして手話のできる薬剤師は比較的多い。私の友達の中にも手話通訳士の資格を持つ薬剤師がいるのだが、彼の薬局には「手話・筆談で応対」の表示もないので、その存在を知らない人も多い。それとも手話と薬剤師という仕事を別物と考えているのかしらないが、どちらにしても勿体ないことではないか。

一方、聴覚障害をもつ薬剤師もいるのだが、『医療現場で働く聞こえない人々』（現代書館）を読むと六人程度のようだ。患者と直接、向き合ってコミュニケーションする場面は少なく、昔風に言えば裏方さん的な仕事をしているようだ。しかし、聴覚障害者の患者にはこういう

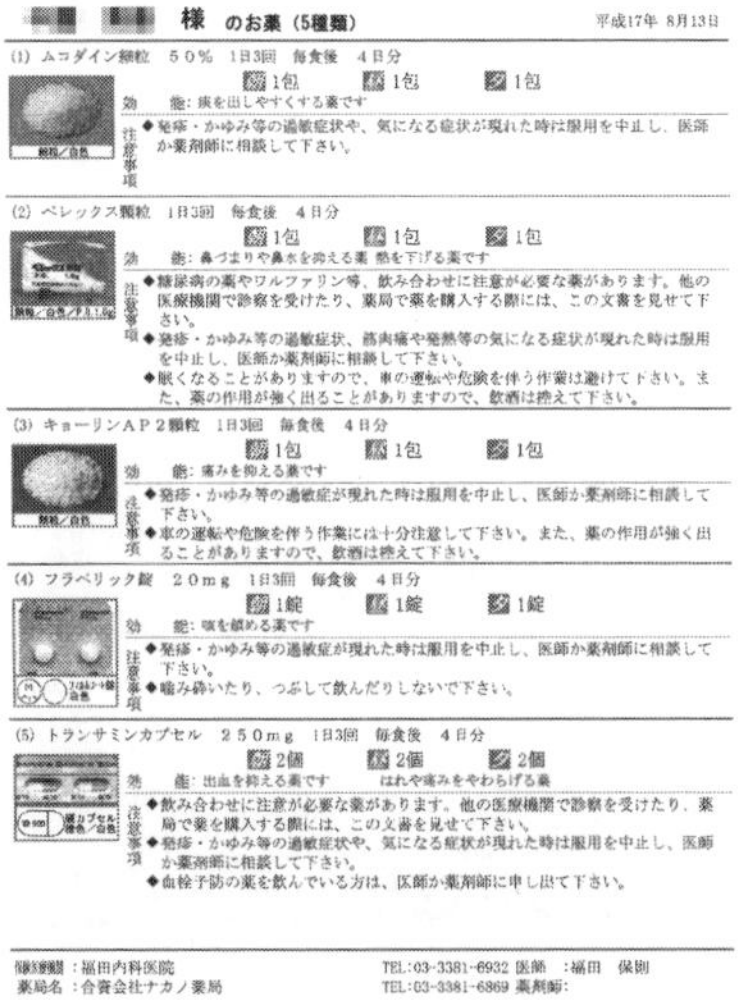

[redacted] 様 のお薬（5種類）　平成17年 8月13日

(1) ムコダイン細粒 50% 1日3回 毎食後 4日分
1包 1包 1包
効能：痰を出しやすくする薬です
注意事項
◆発疹・かゆみ等の過敏症状や、気になる症状が現れた時は服用を中止し、医師か薬剤師に相談して下さい。

(2) ペレックス顆粒 1日3回 毎食後 4日分
1包 1包 1包
効能：鼻づまりや鼻水を抑える薬 熱を下げる薬です
注意事項
◆糖尿病の薬やワルファリン等、飲み合わせに注意が必要な薬があります。他の医療機関で診察を受けたり、薬局で薬を購入する際には、この文書を見せて下さい。
◆発疹・かゆみ等の過敏症状、筋肉痛や発熱等の気になる症状が現れた時は服用を中止し、医師か薬剤師に相談して下さい。
◆眠くなることがありますので、車の運転や危険を伴う作業は避けて下さい。また、薬の作用が強く出ることがありますので、飲酒は控えて下さい。

(3) キョーリンAP2顆粒 1日3回 毎食後 4日分
1包 1包 1包
効能：痛みを抑える薬です
注意事項
◆発疹・かゆみ等の過敏症が現れた時は服用を中止し、医師か薬剤師に相談して下さい。
◆車の運転や危険を伴う作業には十分注意して下さい。また、薬の作用が強く出ることがありますので、飲酒は控えて下さい。

(4) フラベリック錠 20mg 1日3回 毎食後 4日分
1錠 1錠 1錠
効能：咳を鎮める薬です
注意事項
◆発疹・かゆみ等の過敏症が現れた時は服用を中止し、医師か薬剤師に相談して下さい。
◆噛み砕いたり、つぶして飲んだりしないで下さい。

(5) トランサミンカプセル 250mg 1日3回 毎食後 4日分
2個 2個 2個
効能：出血を抑える薬です　はれや痛みをやわらげる薬
注意事項
◆飲み合わせに注意が必要な薬があります。他の医療機関で診察を受けたり、薬局で薬を購入する際には、この文書を見せて下さい。
◆発疹・かゆみ等の過敏症状や、気になる症状が現れた時は服用を中止し、医師か薬剤師に相談して下さい。
◆血栓予防の薬を飲んでいる方は、医師か薬剤師に申し出て下さい。

医療機関：福田内科医院　TEL:03-3381-6932 医師：福田 保則
薬局名：合資会社ナカノ薬局　TEL:03-3381-6869 薬剤師：

人々が対応してもよいと思う。同じ立場だし、手話などで説明できるのだし安心感もある。言葉の通じない異国の地で日本語の話せる人に会ったときの安堵感、それは聴覚障害者も同じことだ。

ご存じのように平成十三（二〇〇一）年に医師法、薬剤師法などが改正され、聴覚障害者でも医師や薬剤師になる道が開かれた。同類の薬剤師が増えることを期待すると共に、薬局でも「手話・筆談で対応します。お気軽にご相談ください」と案内を掲示してPRしていただきたい。

私も手話のできる薬剤師と直接、薬の服用などの相談もできればいいと思う。しかし、一番近くにいる知人も、いつも会うには遠すぎる。いずれテレビ電話も普及するだろうし、これを通して、直接コミュニケーションできる時代になると思うが、当面はテレビ電話による遠隔リレーサービスを利用して関係者のネットワークが構築できればいいと思う（⇩関連一二〇頁）。

J　各種検査

大きな医療機関ではレントゲン検査、内視鏡検査、人間ドック、聴力検査、心電図など様々な検査がある。

①レントゲン検査

以前は医師からいきなり、「レントゲン検査を受けてもらいます」くらいのことは言われたことがある。一昔前はあっさり、それですまされていた。医師が絶対的な権限を持っていた。「お医者様は神様だ」と言わんばかりだった。会社で年一回、定期検診に利用している医療機関では、レントゲン技師は「そうじゃない」「こうしろ」なんていった指示をしたようだが、細かい指示が聴覚障害者の私にはうまく伝わらない。とうとう頭に来たのか、私の頭を乱暴に右に左に動かしたり、引っ張ったり、こねたり、あたかも人間粘土でもいじっているように全くひどいモノだった（聴覚障害者の社員も何人か利用しているので、慣れてきたのか、人間粘土はなくなったが）。こんな医療機関は今でもあると思う。患部が胸や腹にある聴覚障害者の患者はさぞ、苦しいだろうと思いやられた。

最近はどこの医療機関でも「何の検査なのか」細かく伝えるのは医師の義務らしい。手術した医療機関では「骨シンチ検査」とか「大腸内視鏡検査」とか聞いたが、「何の検査か」「何のために検査しなければならないのか」、その説明はないか、あっても簡単にすませるか、ホームページで見てくれと言う程度。聴者にする説明が一〇〇とすれば、聴覚障害者には半分かそれ以下か。コミュニケーションが難しい人にこそ、細かく、納得がいくまで説明するのが本来の姿ではないか。

加えて、難聴者は耳や頭の検査のときなどは補聴器も外さなければならない。これではレントゲン技師の指示も聞こえないのだ。この時はどうするのか。文字で知らせるか、手話を好む人には手話通訳者などによる説明が必要だ。

いずれにしても、先述したように基本的には医療従事者が自分で手話などを使い、説明するのが一番だが、できない場合は手話通訳などを通して手術の手順などを正しくつかんでおかないと誤診のおそれもある。解決方法はいくつかあるようだ。

i　手作りの絵などの活用

骨シンチ検査などはCT（コンピュータ断層撮影検査機）の中でおとなしく寝ているだけでよいのでコミュニケーション上の苦労はない。胸部レントゲン検査は息を「吸って」「吐いて」「止めて」と指示内容は比較的簡単なので手作りの絵カードやジェスチャーで間に合わせている病院もある。今回の手術のときは以前にも手術を受けた聴覚障害者がいたのだろうか。手術のときに使う言葉をあらかじめ、画用紙に書いて必要な場面で示していた。

以上は文章を読んで理解できる聴覚障害者にはよいが、そうでない人には別の方法、手話のできる人をつけるなり工夫する必要がある。

ii　手話の活用

私が以前、入院したことのある医療機関では、手話のできる看護師がエックス線防護服を着て側につきそい、レントゲン技師の指示どおり、「息を吸って」「息を止めて」「らくにして」と合図を送った。特に細かい指示があるときはこれもよい方法と思う。

iii　ライトなどの活用

埼玉県の吉川中央総合病院、大宮日赤病院、埼玉社会保険病院、金沢市立病院、中野区保健所などのように「息を吸って」「息を止めて」「らくにして」と書いた電光表示板を活用しているところもある（写真は松戸市立病院）。

日本で唯一の「聴覚障害者外来」を持つ琵琶湖病院では緑とオレンジのランプを用意。緑のランプがつけば「息を吸って」、オレンジのランプがつけば「息を止めて」、両方が消えれば「終わり」と事前に約束している。

検査技師またはアシスタントが近くでジャンケンのグーを示したら、「息を吸って止める」、パーを示したら「息を吐く」という合図というふうに事前に約束している医療機関もある。

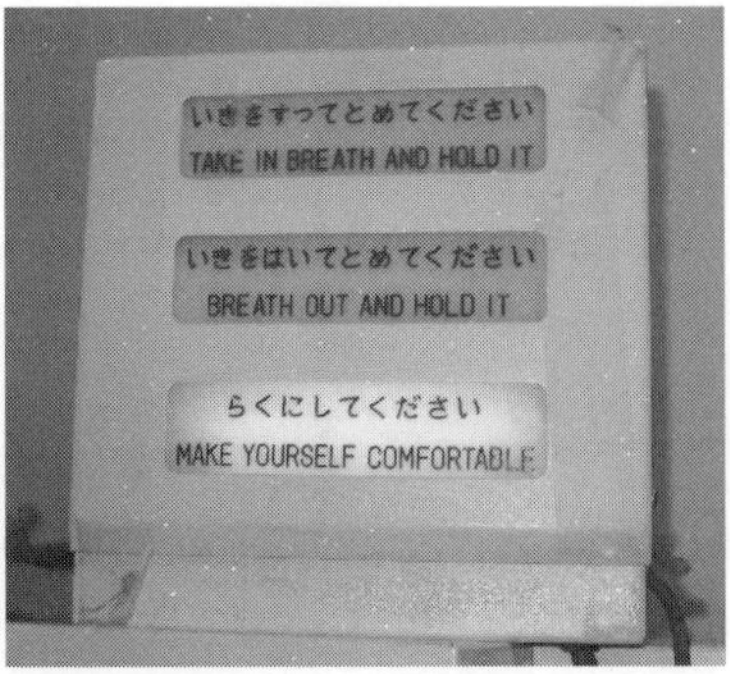

私が手術を受けた医療機関では、天井の電気が消えたら「息を吸って止める」、ついたら「息を吐く」という約束の下で進められた。

「それぞれが工夫したサインでも間違いやすい」ということで、「ランプだけでなく、文字表示も」という声はレントゲン技師からも漏れた。

iv　文字板の使用

以前、中野総合病院でレントゲン撮影を受けたときのこと。

「エックス線を受けられる方へ」（貼り紙要旨）

①指示があるまで入室しないでください。
②機械類には手を触れないでください。
③介護などで立ち入る場合は、技師の指示に従ってください。
④妊婦またはその疑いのある方は事前に医師または技師の指示に従ってください。
⑤現金、貴金属などは十分にご注意ください。
⑥分からないことなどがあれば、医師または技師にお尋ねください。

側にいたレントゲン技師に「このような重要な案内は聴覚障害者などにはイラスト、日本語を母語としない人には、それぞれ英語、中国語、ハングル語などもあればよいのでは?」と言った。技師は「当院ではこのような手書きの案内を用意している」と説明してくれた。これがあるなら、最初に出せばよいのに。

レントゲン室に行くが、部屋はいくつもあってどの部屋から呼ばれているのか分からない。これが一番の難関だ。順番が来たら呼び出す。患者がたくさんいると、探すほうも大変ではないか。顔写真をカルテに貼ってあれば、何度も連呼し

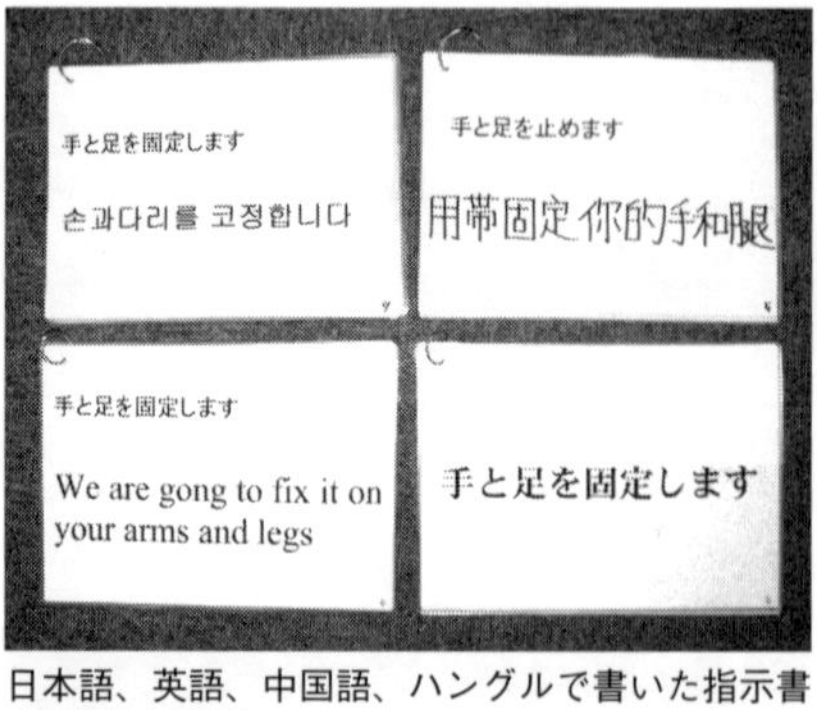

日本語、英語、中国語、ハングルで書いた指示書（中野総合病院）

たり、探さなくても良いし、聴覚障害者の患者だけでなくレントゲン技師、看護師もお互いに楽なはず、と思った（関連一〇〇頁）。

ｖ　特殊システムの活用

胃部X線検査では、バリウム（X線を通さない造影剤）を飲んだり、身体の向きを変えたりする指示や息を止めるタイミングの問題が多いため、多くの聴覚障害者は「技師の指示が分からない」と訴えている。この問題を解決するために、昭和大学医学部の高橋英孝助教授は日立製作所と共同で手話アニメーションと文字を併用した情報提供システムを開発した。このシステムを使用すれば患者は視覚で判断できるし、検査技師はその都度、患者の側に行く必要も減り、お互いに精神的な負担が軽くなるというメリットがある。

「文字・手話表示機能付き検診車」もある。こちらも先述したシステムを胃検診車に搭載したモノだ（写真は財団法人東京都予防医学協会が運営している検診車）。

同じく高橋英孝助教授は、胸部・胃部X線検査や腹部超音波検査で使用する「聴覚障害者向けワイヤレスコミュニケーションシステム」も開発している。指示内容を振動で伝える情報伝達システムだと言う。

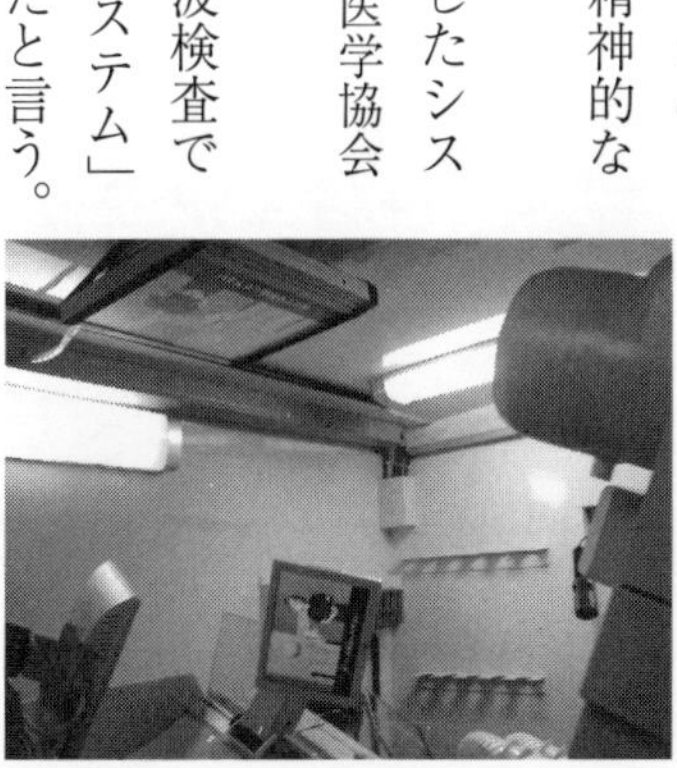

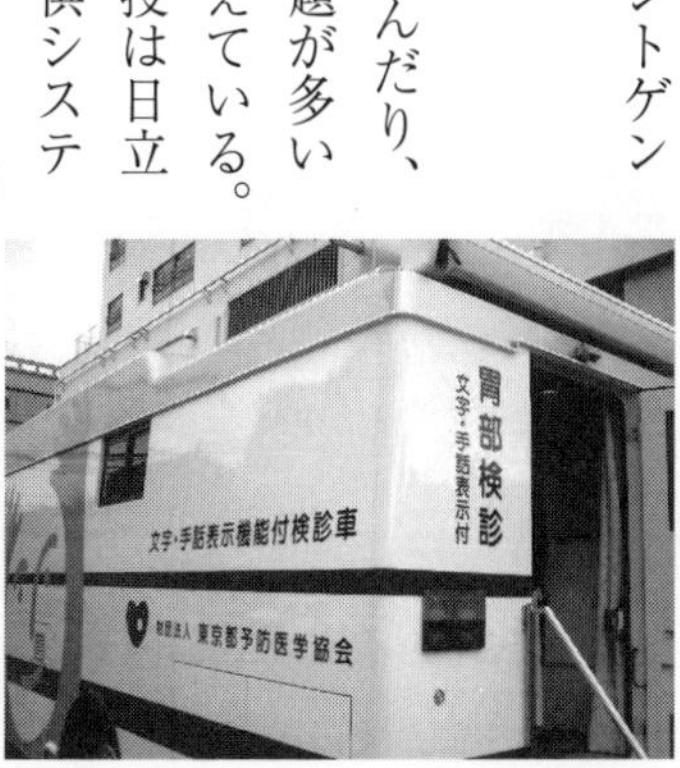

②胃透視検査

手術先の医療機関では前例があったのか、検査の内容を紙芝居のようなもので見せられた。本番前のリハーサルもあった。

「お腹をへこませたり、ふくらませたりします」

「右の腰をあげて仰向けになってください」

「バリウムを全部飲んでください」

「口を紙で拭いて、その紙はコップの中に入れてください」

「台が水平になったら右腰を上げて仰向けになってください」

「左の腰を上げて腹ばいになってください」

「撮影台が立ちます。身体を楽にしてください。肩や腹の力を抜いてください」

大体、一〇項目ある。結構、細かい指示が数秒から数十秒以内に飛んでくる。瞬時に必要な情報を伝えるシステムの確立が望まれる。こんな場合、前述したLED付き電光文字表示器（九九頁）の活用もよいと思う。

③聴力検査

以前検査を受けたときの話だ。ここでは聴力の状態をオーディオグラム（聴力検査票）に書き込む。聴者の患者は説明を受け指示どおりにやれば簡単だが、聴覚障害者はどうやって説明を受ければよいのか。特に私は「耳鳴り」を伴っている。二四時間、しかも就寝中もうるさい。この耳鳴りと聴力検査機から出す音の区別ができないのだ。「どこで線引きすればよいのか」と質問したこともあった。その意味が理解できたのかどうか分からないが、その検査師は無言だった。言い方は悪いが、適当に検査している感じだった。本来は聴覚障害者と最も縁の深いはずの耳鼻咽喉科なのに、聴覚障害の患者のために聴力検査用の機器の使い方の説明書が用意されているわけでもなかった。「検査音が聞こえたら、①押しボタンを押す、②手をあげる、③声を出して合図する……どれか一つしてください」と書いた紙を貼り出してもよい。これだけでもお互いの負担は減るはずだ。

④電光文字表示器の活用

胃透視検査、内視鏡検査、眼科の検査などの指示は、LED付き電光文字表示器を使うのがよいと思う。指示の内容はあらかじめリモコン式送信器に登録して、検査するところから必要な数字を押せばよい。例えば、01#を押すと「痛みがひどいときは声を出して教えてください(身体を動かすと危険です)」、02#を押すと「左の腰を上げて腹ばいになってください」、03#を押すと「バリウムを飲んでください」など目前で見て分かるし、情報が変わればその都度、閃光で知らせてくれる。無線なので最大一〇〇m先からでも必要な情報を送れる。無線がダメなら、有線でやればよい。医師や看護師がその都度、駆け寄っていく必要もない。導入費用は少しかかるが、長い目で見ると医療従事者の負担は減らせるし、聴覚障害者の不安解消にも役立つのではなかろうか。米国人には英語でＯＫだ。（⇩関連九九頁）。

Ｋ　一一九番への連絡方法

①緊急通報システム

病気や事故はいつ発生するか分からない。子どもを持つ親なら、急患が出たこともあると思う。聴者は電話に出て聞けばよい。ところが、電話番号しか記載していない医療機関も多い。聴覚障害者は普段、ファックス、メール、テレビ電話のどれかで交信している。各々の通信手段に応じたサービスを希望する声は多い。我が息子が赤ん坊のときの話。急に高熱を出し、救急指定病院に指示を仰ごうとしたこともあった。だが、連絡先の電話番号は音声案内がほとんどだ。聴覚障害者からはメールでも問い合わせできるようにして、という要望は多い。聴覚障害者団体や個人の要望に対して、「趣旨は理解するが予算がない」と回答した自治体が多い。「人命が軽視されて良いのか。万一、死亡事故でも発生すれば受け入れ側の責任が問われるのは必定」と心配する声も医療機関の中にもある。

それから、非常時は家族や近所の人に頼ることが多いが、勤めに出ていたりして、これらの「命綱」になれる人が不在のときなども困るようだ。

特に一人暮らしの人の場合は「いつ発病するか分からない。ボタン一つで病院などに伝えるシステムを」という希望が圧倒的に多い。聴覚障害者用にはたくさんの自治体がファックスによる通報体制を用意している。ないよりはましかも知れない。それだけではすまない。私の友達の例だが、医療機関から真夜中に「お父さんが危篤です。すぐ来てください」という内容のファックスが送られたが、そのファックスを読んだのが翌日の朝八時過ぎ。父の最期を看取ることができなかったという。電話／ファックス着信確認装置を用意しているところは少ない（むしろ、このような便利な機器があることを知らないようだ）。このため、ファックスの着信に気づかないこともある。また、ファックスやパソコンの最大の欠点は、その場にいないと使えないということだ。加えて、停電でもしたら送受信もできない。さらに、外出先からの通報をどうするかという問題も残る。

「周りには誰もいない。自分が事故にでも遭い、電話にも出られないようなときはどうすればよいのか」。最近はメールで送受信を容認している医療機関も増えてきているが、これも完全ではない。メールもきちんと届いたかどうか、確認する方法はないのが現実だし、高齢者はまず使いにくい。「メールは音声電話より時間がかかるので、簡単に連絡できるようにしてほしい」など。これらの問題を解消することも今後の課題と思う。

特に高齢者などは手先の機能も弱っている人が多いので、ワンタッチで一一九番に伝えられるシステムはないだろうか。携帯電話の中にはそういうモードのついた機種があるので、それを使うのも一つの方法と思う。

現在では、大部分の自治体が六五歳以上の一人暮らしの人々のためにペンダント型の通報システムを貸し出ししているが、これを年齢に関係なく聴覚障害者にも使えるようにしたらよいと思う。

②通訳派遣

聴覚障害者協会などの組織にも属さず相談相手もいない「独りぼっち」の聴覚障害者の中には、手話通訳者を依頼する方法も知らない人もいるはずだ。加えて、加齢と共に聴覚障害者になった人々はほとんど手話ができないし、手話通訳者を派遣してもらっても役に立たない。このようなときは要約筆記者が必要になるが、その派遣制度があることを知っている人は少ないと思う。拡充を図ると共に、派遣制度があることをもっとＰＲしてほしい。少なくとも急患室や警備室、医務室などには取りあえず手話通訳者や要約筆記者の派遣センターの番号を張り出しておくだけでもよいと思う。

しかし、通訳の依頼は事前に申し込むのが原則なので、急患のときは頼めないという問題もある。事故、急病などが絶えない今では、二四時間三六五日体制で受付・派遣できるようにすべきと思う。無休で二四時間対応できるように、コーディネーターをおいて調整しているのは東京手話通訳等派遣センター、川崎市聴覚障害者情報文化センターなど。障害者自立支援法施行後では京都市が初めてのようだ。

一方、手話のできない聴覚障害者への情報保障（コミュニケーション保障）は、一般的に要約筆記と呼ばれているものがある。こちらは歴史が浅く、手話通訳などに比べて知られていないこともあって、この派遣は全国的に団体の会合などでの活用が中心。そういうなか、京都市では聴覚障害者の社会参加を促進するため、新たに役所や医療機関など公的機関を訪問する場合にも派遣されるようにした。多くの聴覚障害者が手話を理解できないという現実を考えた場合、要約筆記者の養成および派遣は緊急を要すると思う。

③緊急カード

「急病時に困った。子ども（当時、四歳）は聞こえるので救急車を呼ぶことはできたが、救急隊員や搬送先の医療機関で医師との話が通じず、もう少し処置が遅ければ命に関わったかもしれない」と言われた例もある。

比べるのがおかしいかも知れないが、救急車や消防自動車やパトカーは通報を受けてから一〇分以内に現場に到着するのが基本という。一方、通訳の派遣のほうは地域にもよるが、どんなに急いでも数時間以上かかるようだ。患者にしてみれば、待ちきれないという問題もある。傷害や病気の程度にもよるが、どうしてもコミュニケートしなければならないときのためにも簡易筆談器と緊急カードシステムを救急センターおよび救急車に用意したほうがよいと思う。

また東京都中野区、豊島区などは「急患です、通報してください」などのカードを、ＮＴＴ

東日本・西日本では「電話お願い手帳」を、神奈川県川崎市などでは「私は耳が聞こえません。手話通訳を呼んでください」と刷り込んだ「ろうあ者緊急カード」を、神奈川県横須賀市は平成十六（二〇〇四）年より「私の代わりに一一九番に通報してください」という文字を印刷した「一一九番通報支援携帯用ストラップ」（写真）を配布している。暗いところでも分かりやすいように文字の一部に夜光塗料を塗っている。聴覚障害者だけでなく、災害時に言葉を発することのできない人も使える。

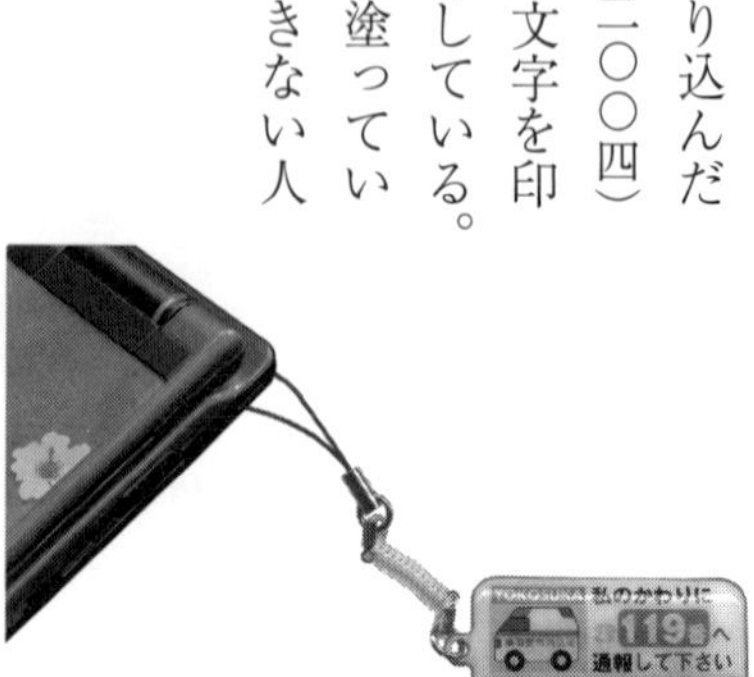

④電子メール・一一九など

東京消防庁は緊急性の低い搬送などは、国や消防署に認められたタクシー業者が運営する「民間救急車」の利用を勧めている。東京都の場合は財団法人東京救急協会が運営し、コールセンターの番号は〇五七〇-〇三九-〇九九。だが、ここでも音声のみ。

日経新聞（平成十八（二〇〇六）年七月十四日）にこんな記事が載っていた。「夜間、休日の小児急患#八〇〇〇、電話相談窓口は夜間、休日に対応できる小児科医が不足していることを理由に一六県がおいていない」という。命にも関わる場合もあるので、未実施県は早急に実施してほしい。さらに検討してほしいことは、利用者の中には聴覚障害者もいるのでメール、フアックス、テレビ電話でも電話相談が受けられるようにしてほしいことだ。同時に各アクセス番号も案内してほしい。印刷するスペースの問題、悪用防止のためあえて書かないのであれば、別紙に書いて渡してもよいと思う。

L　救急センター・救急車

私は平成十六（二〇〇四）年、講演のため北九州に行き、同夜は市内のホテルに宿泊した。疲れをいやすために入浴した後、洗面所に立ったとき、床が滑りやすくなっていることを知らずに上がったが、踏みどころが悪くて滑って転んだすきに頭を打った。激痛が走り、身体が震えだした。頭を強打したとはいえ、意識はしっかりしていた。妻は内線電話でフロントを呼んだ。すぐ救急車がホテルに来て、救急指定病院に運ばれた。搬送する救急車の中でいろいろ救急隊員による問診があった。この時は妻が通訳したのでよかった。「どこが痛いか」、「どのように痛いか」など。緊急指定病院ではCT検査など受けた。頭蓋骨には異状なしと。痛み止めの注射を受け、薬をいただいてホテルに戻った。翌日、痛いのを我慢して次の講演地の熊本に向かった。ここで問題。同行者がいないときは、聴覚障害者の私はどのように関わればよいのかと思った。救急車に指さしカードと簡易筆談器を一台搭載しておけば、何かのときには役立つと思う。聴覚障害者や日本語を話せない人とのコミュニケーションだけでなく、とっさのときの電話番号の控えなどに活用できる。後で妻から聞いたのだが、救急車の車内は様々な機械、サイレン、交信する無線電話の声や音で「結構うるさい」（妻の話）そうだ。これらの騒音は補聴器を装用している難聴者にも不便だ。意識があるなら書いて問診したらよいと思う。一方、しゃべれない人はどうするのか。こういうときはカード式の問診票があれば少しは助けになるかと思った。写真の聴覚障害者用救急カードは川崎市障害福祉課、同聴覚障害者協会、同聴覚障害者情報文化センターが共同で作成し、救急車に用意しているモノだ。

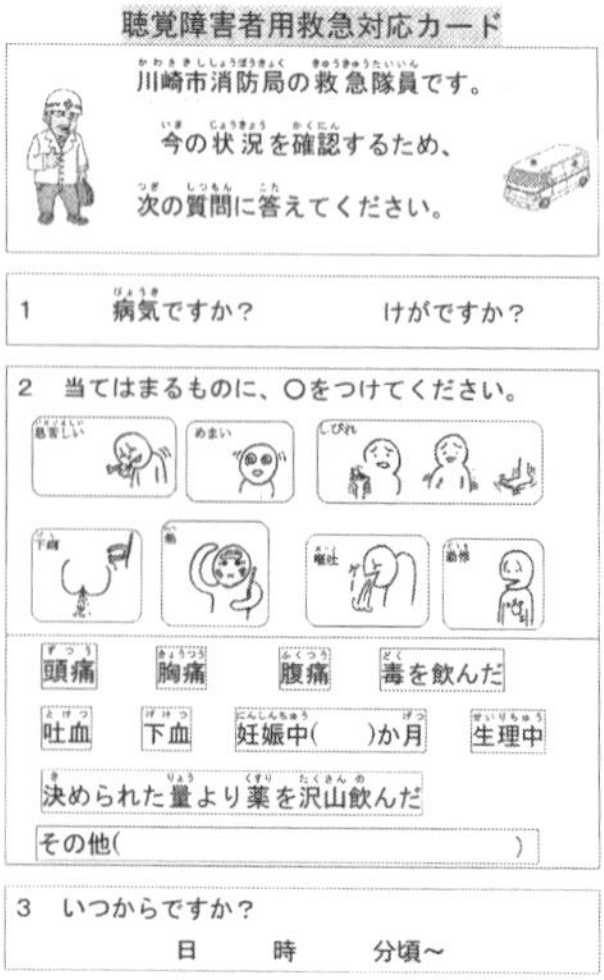
聴覚障害者用救急対応カード

川崎市消防局《かわさきししょうぼうきょく》の救急隊員《きゅうきゅうたいいん》です。
今《いま》の状況《じょうきょう》を確認《かくにん》するため、
次《つぎ》の質問《しつもん》に答《こた》えてください。

1　病気《びょうき》ですか？　けがですか？

2　当てはまるものに、○をつけてください。

頭痛《ずつう》　胸痛《きょうつう》　腹痛《ふくつう》　毒《どく》を飲んだ
吐血《とけつ》　下血《げけつ》　妊娠中《にんしんちゅう》(　　)か月《げつ》　生理中《せいりちゅう》
決《き》められた量《りょう》より薬《くすり》を沢山《たくさん》飲《の》んだ
その他(　　　　　　　　)

3　いつからですか？
日　　時　　分頃～

M　警報

「災害発生時、叫び声や放送が聞こえない」。そんな不安を訴えるのは私だけではあるまい。入院している難聴者も昼間は補聴器を装用している場合が多いが、夜間は補聴器を外す人がほとんど。万一、人手の少ない夜間に火災でも発生すれば、お手上げだ。

一九五〇年岡山県立聾学校の静養室から出火し、宿舎の二階に寝ていた聴覚障害の生徒一六人が焼死したという事件があった。一階は盲学校生徒の宿舎だが、耳は聞こえたので全員が無事だった。聞こえること、聞こえないことによる情報の差が歴然とした例だ。

火災、津波、台風、放射能漏れ、余震を告げる非常警報や広報車による警報や交通情報などが聞こえないなどの問題もある。緊急時、災害時の連絡体制が聴覚障害者に配慮されていないことも最大の問題の一つだ。

一方、どこの医療機関も、万一の場合にそなえて入院する人にはまず、非常口の案内を事前に行い、年間一回以上、避難訓練もしている。入院している人は年齢・障害の有無などにかかわらずすべてが「弱者」になるのだろうが。すべての医療機関がマニュアルを用意しているが、障害をもつ患者のための配慮などはおそらく「ゼロ」と思われる。

この問題を考えるとき、まず、警報。火災が発生すれば周りはパニック状態になりやすい。それから、避難方法の他、聴覚障害者のための情報保障はどうするのかなど真剣に考える必要がある。

①聴覚障害者には閃光で

火災などを知ることが困難な人（聴覚障害者＝情報障害者）と火災の発生などを知ることはできるが避難が困難な人（肢体障害者、視覚障害者など＝歩行障害者）との配慮に分けられる。そして両者を合わせたのが高齢者、乳幼児などだ。現状では歩行障害者の配慮がほとんどだ。

現行の消防法では火災などが発生すると各種のセンサーが感知して非常ベルが鳴り、同時に、サイレン、放送、ブザーで館内に知らせることになっている。これらの音情報は聴覚障害者には「無用の長物《ちょうぶつ》」という感がする。聴覚障害者だけの世界であれば、閃光および振動で知らせるはずだ。数の多少は別にして聴覚障害者と聴者も共存しているにもかかわらず、聴覚障害者を排除した形で法律化した消防法が問題なのだ。医療機関の利用者の中には聴覚障害者もいることも考えられるので、さらに、光、音増幅、文字で知らせるようにしてもらいたい。火災はいつ、どこで発生するか分からないし、いつでも、どこでも、分かるようにするのがベストで、風呂場や病室にもストロボは設置していただきたい。

参考までに書くと、国立身体障害者リハビリテーションセンター病院はエレベーターホールおよびエレベーター内にもモニターを用意し、必要に応じて警備室から情報を流すように工夫している。

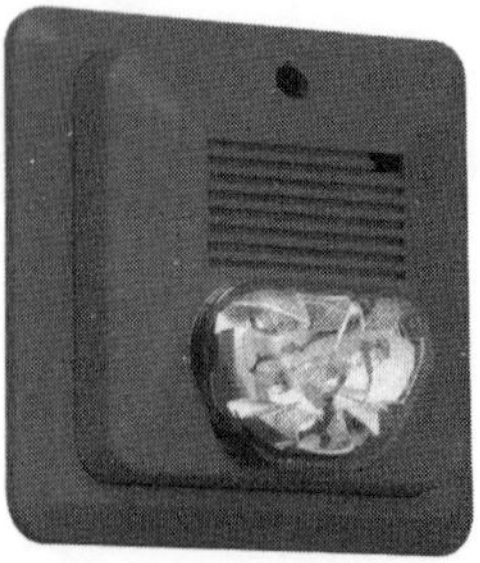

ストロボ付補助警報器

②米国は設置義務

米国では病院など公共施設は、ＡＤＡ（障害をもつ米国民法）、連邦消防法、各州消防法などにより音増幅以外にも光、振動、文字で知らせることを義務づけている。

ストロボライト付補助警報器が平成十八（二〇〇六）年に発売された。施設用、家庭用とも、既存の移報接点のある火災報知機、煙探知器、熱探知器に取り付けられる。これを使用することも一つの方法と思う。家庭でも使える（⇩関連二五三頁）。

いずれにしても、ＡＤＡ並に光、音増幅、振動、文字などで知らせるようにする必要がある。消防法施行令およびハートビル法にも盛り込むことが緊要と思う。さらに後述するが、医療機能評価機構の評価項目にも入れるべきと思う。数量にもよるが、本体は五五〇〇円前後。（⇩六章参照）。

③光るネームホルダー

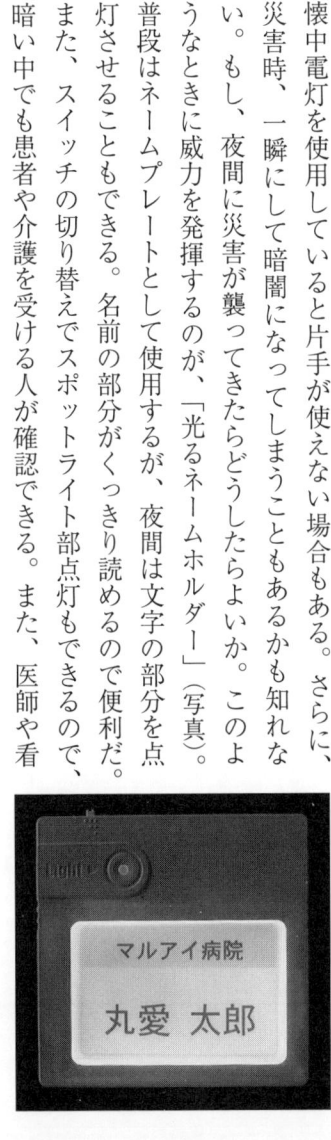

番外だが、医療機関で働く人にも便利な商品がある。例えば、懐中電灯を使用していると片手が使えない場合もある。さらに、災害時、一瞬にして暗闇になってしまうこともあるかも知れない。もし、夜間に災害が襲ってきたらどうしたらよいか。このようなときに威力を発揮するのが、「光るネームホルダー」（写真）。普段はネームプレートとして使用するが、夜間は文字の部分を点灯させることもできる。名前の部分がくっきり読めるので便利だ。また、スイッチの切り替えでスポットライト部点灯もできるので、暗い中でも患者や介護を受ける人が確認できる。また、医師や看

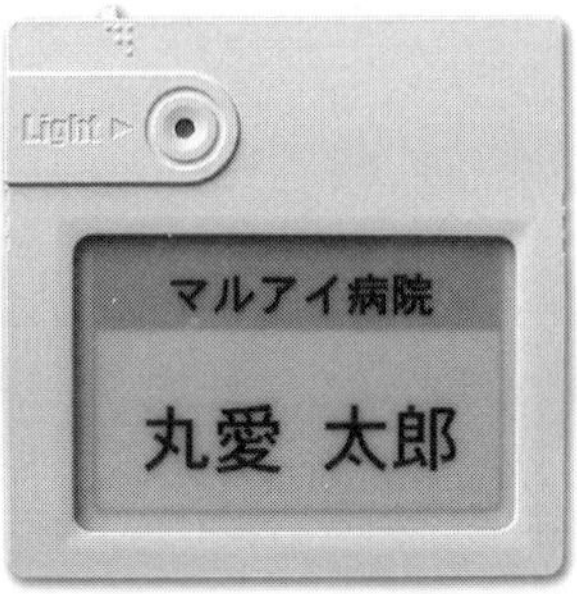

護師、介護人の顔が分かるので混乱を防げる（写真左）。スポットの明かりで体温計の数字などが読み取れるし、また、カルテや記録を書くこともできる。さらに両手がフリーなので懐中電灯を持たなくても作業できる。（※手話通訳者や要約筆記者はもちろん、聴覚障害者本人も暗いところで自分の位置を知らせるためにも良いと思う。特に被災地などでは威力を発揮すると思う。）一六八〇円。

N　時間管理

- 六時、起床。
- 八時、朝食。
- 九時から検査や治療。
- 十二時、昼食。
- 十三時から、面会。
- 十四時、体温測定。
- 十八時、夕食。
- 十九時、体温測定。
- 二十時、面会終了。
- 二十一時、消灯

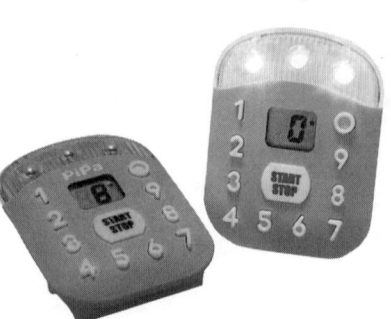

医療機関は何かにつけて時間管理がうるさい。

軍隊生活をしているような気分だ。手術前後になると時間管理はもっと細かくなる。手術後は大体三〇分から一時間おきに検査、検診、点滴などがある。時間管理に追われるのは患者よりも看護師のほう。

「タイマーを使用しているがタイマー音がうるさい」（聴者）

「沢山あるタイマーの中でどのタイマーが鳴っているのか、判断できない」（聴覚障害者、看護師、マッサージ師、栄養士など）
「検査室では他の機械音がうるさくて時間管理ができない」（看護師）
「今のタイマーは音だらけ。聞こえないので困る」（聴覚障害者）
「高齢者・幼児が寝ているときに、ピー音で起こしたくない」（聴者、聴覚障害者から）
「消灯後の検診は他の人に迷惑をかけたくないので、光タイマーがほしい」（聴者、聴覚障害者から）

自分の検尿などは時計を見てその時間を書き込めばよいが、逆に時間どおりにやらなければならないときは、どうしてもタイマー付きの時計が必要になる。普通のタイマーだと音が出るので周りの人に迷惑をかけている。今のタイマーは音で知らせるモノがほとんど。先述のケースを見ると音が出るタイマーは便利なようであるが、意外と不便な面があることが分かる。①光、②音、③光・音の三つのモードの切り替えができる。発光タイマー「PiPa」（前頁写真）をお勧めしたい。一八〇〇円（⇩関連二五五頁）。

O　テレビ

退屈な医療機関での時間をつぶす方法はいろいろあるようだ。その上位にあるのがテレビ。大きな医療機関ではロビー、病棟にもある。お金さえ払えば、病室でも見られる。聴覚障害者がテレビ番組を楽しむためには「文字放送デコーダ」ないし、「デコーダ内蔵型テレビ」がないと見ることができない。最近、いつのまにか、デジタル地上波対応テレビが市販化されてきた。これらのテレビなら[字]または[文]のマークが入っている番組は自動的に字幕が表示される。

東京都中野区の熊埜御堂耳鼻咽喉科のロビーにあるテレビはデジタル地上波対応テレビだ。国立身体障害者リハビリテーションセンター病院の待合室にも「文字放送デコーダ」付き液晶テレビがある。

病室にはデジタル地上波対応テレビか同対応パソコンを用意してほしい。ダメなら最近はやりのワンセグ対応携帯電話の持ち込みを許可してほしい。入院期間中という一時的利用であれば、レンタルを利用するのも良い（⇩関連二五六頁）。

いずれにしても、医療機関で聴者に提供している映像物は聴覚障害者にも平等に、公平に提供すべきだ。これが情報バリアフリー。

Ｐ　電話

私は難聴時代には、シルバーホン「めいりょう」が自分の電話だった。今では携帯電話（メール）しかない。ファックスは月に二～三回使う程度だ。中野総合病院などにはファックスが病棟談話室にあった。個室には電話機があったがファックスはない。携帯／ＰＨＳ用電話は医療機関では使用禁止なので、家庭へ「明日、退院」や「着替えを持ってきて」など、連絡したくても使えない。携帯／ＰＨＳ用電話のようにたやすく通信できないのでは、東京のど真ん中でも私にとっては〝文明過疎地〟に置かれたようなモノだ。

①音声電話

軽い難聴者の中には裸耳のまま交信している人もいる。補聴器をかけると問題なく交信できる人から他の補助機器を併用して使用している人まで様々。中等度の難聴者は「電話音声拡聴器」を併用するか、電話器本体と受話器の間に「電話音声拡聴装置」を接続させて活用している人もいる。

一方、難聴者用電話器が使えない人はファックスが有効。ファックスの中には難聴者にも使えるように音量増幅装置などをつけている。電話補助器の貸し出しか、持ち込みを容認してほしい。

個室には、難聴者用電話器やファックスを貸し出している医療機関はない。レンタルできればありがたい（⇩関連二五六頁）。

②携帯電話／ＰＨＳ用電話

聴覚障害者の中にも若者を中心として携帯電話／ＰＨＳ用電話を使用する人が爆発的に増えている。七〇％以上の普及率だ。使い方としては補聴器で聞こえる人はＴリンク（平型端子）

を使用して音声会話をしている人もいる。携帯電話／ＰＨＳ用電話やパソコンのメール機能を活用して交信している人も多い。こちらは通信業者が異なっても互換性があるので人気だ。医療機関によっては建物外にいる患者やお見舞い客にメールアドレスを聞いて、必要なときにメールで連絡をするサービスを始めたところもある。待ち時間を館内のロビーや喫茶店や庭で待ち時間をつぶしてもよいので人気だ。

③テレビ電話

テレビ電話は、医療機関では画像を送ることによって瞬時に診断、問診もできるなどの利点がある。特に僻地の患者や医師は何時間もかけて出向く必要もない。長期的にみると時間、金などのロスを省けるという利点もある。現在、僻地の患者の家庭と医療機関を結んで交信することも一般化している。聴覚障害者の間ではどうか。特に手話で交信したい人や動画で交信したい人は待望している。初期コストはかかるが、長い目で見ると安くて確実な通信手段かも知れない。

④テレビ電話サービス

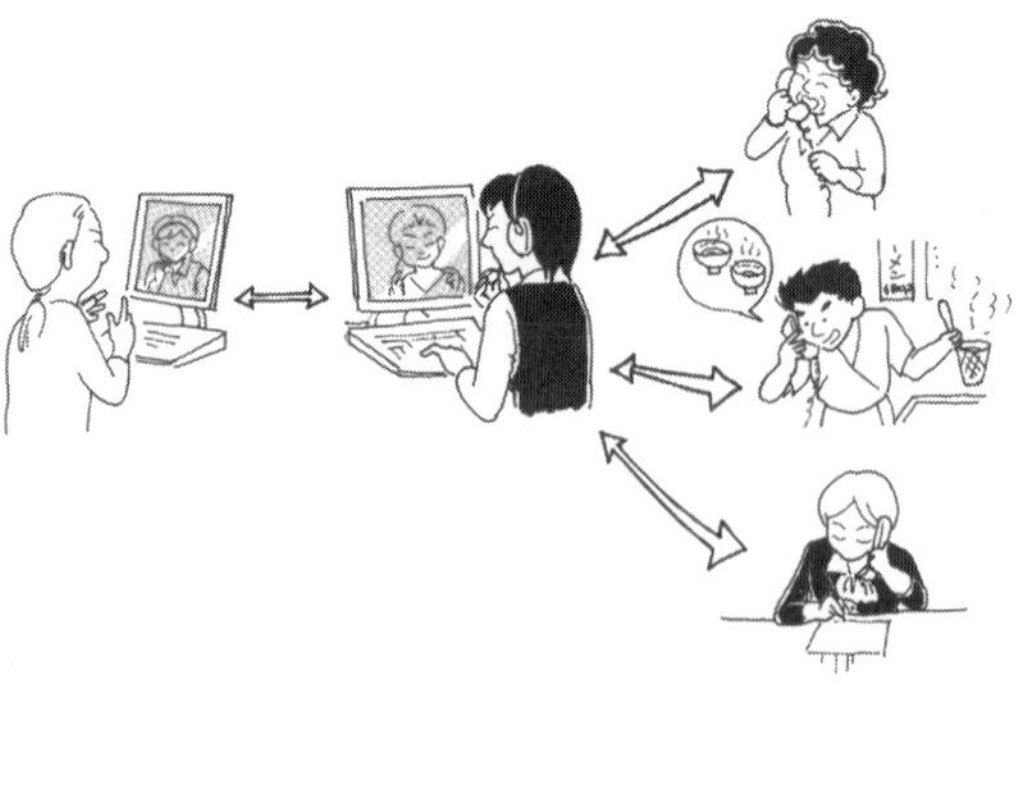

社会福祉法人石川県聴覚障害者協会の機関紙『ろうあ石川』（平成十五（二〇〇三）年七月一日）によると、石川県金沢市の泉野福祉保健センターと市役所の間にテレビ電話が設置されている。センターに手話通訳がいないときは、センター内にあるテレビ電話と市役所の手話通訳を通じて交信。テレビ電話がないところには市役所の設置手話通訳が電話リレーサービスをしているという。民間レベルでは、株式会社プラスヴォイスもNTT東日本東北病院と契約して電話リレーサービスを展開している。このサービスは今後、普及させていきたいモノだ。

その他、聴者は電話器などから一一九番などに通報すればよいが、聴覚障害者はファックス、メール、テレビ電話を使用している人がほとんど。それぞれの機器同士なら通じるが音声電話とは互換性がないので不便だ。電話器の機能が違うために交信ができない問題を解消する一つの方法として用意されたのが電話リレーサービスというもの。米国や欧州では盛んに使われている。

Q　視聴覚機器及び貸し出し

病棟談話室などにはBGM、子ども用のアニメやビデオ、DVDもある。どれも字幕はない。聴覚障害者は内容を理解できない映画を見ているようなモノだ。私は息子に頼んで字幕付き映画のDVDを運んでもらった。息子は入院中は、暗い・重いテーマの映画は身体に悪いと思ったのか、気を利かせて、コメディものを運んでくれた。これはありがたい。しかし、笑い転げるとこんどは手術のあとが痛くてしょうがない。笑いを抑えながら、消灯後はスタンド電球一つで深夜ロードショーを三日間楽しんだ。

先進的な医療機関では「糖尿病を知ろう」、「マタニティヨーガ・安産ＢＯＯＫ」などのビデオやＤＶＤも用意している。患者教育用だ。こちらも、字幕も手話もないので聴覚障害者には分かりづらい。

一方、図書コーナーもある。ほとんどは元患者が残した本。一年前に話題になった週刊誌も立派に保管しているのには恐縮した。どうせなら、障害別・病気別に参考になる関連本も置いて、入院中も読めるように工夫してほしいと思った。

聴覚障害者向けのシステムとして医療機関に一セット以上、常備してほしい機器と概要をまとめてみた。

①ＬＥＤ付き電光文字表示器
②無線・振動呼出器
③簡易筆談器
④発光タイマー
⑤デジタル地上波対応テレビ
⑥館内用携帯または難聴者受話器付きファックス

予算の問題もあるようだし、試しにということであれば取り敢えずは医事課あたりに一セットずつ用意して、必要に応じて聴覚障害者の患者には貸し出しを検討していただければありがたい（⇩関連二五六頁）。

R　案内・表示

①ハードとソフトは車の両輪

ほとんど、決まったデパートで買い物をしている。いつもの美しい受付嬢がいるときを狙って行っています。……なんて。目的は「手話でも案内します。事前に予約いただければお買い物の通訳もします」なのだから。それはよいサービスだが、この案内は案内書や総合窓口にも表示していない。これでは勿体ない。もう少し、踏み込んでもよいと思う。イメージアップにつながるばかりか、デパート側の宣伝にもなるし、経済的な効果は大きいのだから。美女に会えるなら、仮病を使っても医療機関に行きたくなる……なんていうことはないが。

私はかつて、経済産業省、国土交通省、厚生労働省、総務省などのバリアフリー・ユニバーサルデザイン関係の委員もしてきた。立場上、医療機関の関係者と話す機会も多かった。様々な医療従事者から問題点などを聞いたことがある。まとめてみると次のようになるだろうか。

②死蔵に近いサービス

「当医療機関には手話サークルがある。創立一五年になる。毎週一回、外部から手話講師を招いて、手話講習会を開いている。一年もあれば、会話程度の手話はマスターし、三年後には手話通訳士の試験を受けられる人も一人か二人は出る。そのうち二名は手話もベテランで一人は救急センターに、もう一人は病棟にいるが、これまで一度も利用されたことはない」（某都立病院医療相談室長）と。

さらに、こんな、データもある。

社団法人新潟県聴覚障害者協会の機関紙『ろうあ新潟』（平成十三年（二〇〇一）五月号）に掲載されていた記事だ。新潟県手話通訳問題研究会医療班が調査結果を公表したものだ。これによると、四九％の聴覚障害者が病院で呼び出しに不便を感じているという。この解消のために、「（新潟市民病院などには）無線・振動呼出器『合図くん』を設置しているが、『知っているか』という質問には五五％が『知っている』と回答。『使った事があるか』という質問には九一％が『ない』と回答」。これはハードが用意されてもソフトが伴わないため「お蔵入り」寸前という例の一つだ。

次は社団法人茨城県聴覚障害者協会の機関紙『やすらぎ』（平成十八年（二〇〇六）六月号）に掲載されていた記事だ。県内のある市では急病にかかった聴覚障害者が消防署に連絡したが、消防署員が名簿の存在を知らなかったため、聴覚障害者の家族（ろう者）は自分の知人の手話通訳者に連絡を取らざるを得ず、苦労したという報告もある。協会や茨城県手話通訳問題研究会は二〇〇四年度より県内の全警察署、消防署などに「緊急手話通訳者派遣名簿」の配布を行った。事故や病気のときは関連機関がすぐ手話通訳者に直接、連絡が取れるようにするのが目的だ。残念なことに、たまたまこの名簿の存在を知らない消防署員、警察官が現場に関わると、せっかくの制度が活かされていないことが明らかになった出来事であった。

『毎日新聞』〔平成十三（二〇〇一）年五月三十一日〕にもこんな記事が大きく掲載された。「聴覚障害者の筆談器など、窓口の奥で〝死蔵〟」。「聴覚障害者の窓口の不便を解消することが目的で、無線・振動呼出器、簡易筆談器などは郵政省（現総務省）の予算（それ以外にも各地の郵便局の独自予算で用意したところもある）で全国の逓信病院、主な郵便局に設置されているが、『使われていない』という理由で、追加購入を取りやめる施設も。都内の郵便局などを点検に行くと、窓口の奥にしまわれていることが多かった。これでは使われるはずがない。医療機関などは、すぐ分かる場所に使用方法も含めて表示してほしい」（要旨）と。

業態こそ違え、こういう悩みを持っている施設も多いはずだ。いずれも金を出しているから、それなりに活用しないと用意した意味がない。

けれども、患者にしてみれば、どこの誰が、手話ができるのか。簡易筆談器の設置にしても、その案内をしているのかどうか。これが重要だ。

詳しくは後述するが、あらゆる宣伝媒体を使ってPRしないと、どこに、どのようなサービスがあるのか、どのように活用するのかさえ分からないのだ。「バリアフリーは、ハード（物）だけでなく、ソフト（配慮）が伴わないと機能しない」（毎日新聞）のだ。

よい手本を示したい。NTTドコモのハーティプラザや大阪のリーガロイヤルホテルに行くと、玄関先にはこんな案内がある。「英語、中国語、ハングル語でご案内いたします」と表示。伊勢丹や高島屋デパートも同じだ。カウンター周辺には各国語の店内案内書も用意し、簡易筆談器も。

翻って医療機関はどうか。私が知る限り、手話のできる医者は高知、東京（歯科、耳鼻咽喉科）、福岡（内科）、滋賀（精神科）など。手話のできる看護師は全国各地に星の数ほどいる。それにもかかわらず、ほとんどの聴覚障害者は利用したことがないのだ。最大の理由は「手話で対応します」というバッジも着用していないので分からないためだろう。そればかりか、玄関の入口周辺に「手話の必要な人は申し出てください」などの案内もない。これではせっかく用意したサービスでも宝の持ち腐れになるではないか。

ソフトの配慮はデパートが積極的だ。大抵のデパートが何らかの形で「手話でどうぞ」と案内している。けれども、小さすぎる。大勢の人混みの中で手話のできる店員を探すのは至難の業だ。少なくともバッジはメロンパンくらいの大きさにしてもらいたい。

③ワールドパイオニアの実践例

手前味噌になるが、当社（ワールドパイオニア、以下ＷＰ）の実践例を書かせていただきたい。なぜなら、ここには医療機関のサービスを展開する上での重要なヒントが隠されているのだから。ＷＰは創立時から「手話および筆談で対応」を前面に打ち出した。

当社は聴覚障害者および関係者に必要な商品・サービスを提供すること、つまり、「不便を便利に」、「人と世のために」、「しあわせのサポーター」を目標にして一七年目に入った。商品は発光タイマー「PiPa」、簡易筆談器「かきポンくん」、無線・振動呼出器「合図くん」、ＬＥＤ付き電光文字表示器、振動腕時計「SINDO」などを開発、販売している。

一方では聴覚障害者の雇用拡大のためにも格闘してきた。

サービスについても、各社のロールモデルになれるように格闘してきた。「誰もやらなければ自分でやるしかない」と。こちらに興味のある方は、『社長バリアに挑む――ハンディキャップを武器にして』（同友館、平成十四（二〇〇二）年）を読んでいただきたい。ＷＰ創立一〇年の格闘記だ。

お客様はいろいろ買い物をするとき、聞きたいことがあれば先ず、店員に聞く。ところが、聴覚障害者はコミュニケーション障害があるので聞きたくても普通には聞きにくい。店員の中に手話ができる人がいれば助かると思った。「手話および筆談で対応」とＰＲすれば、会社などのイメージアップどころか、経済的にもプラスになると従来の持論を話した。ＷＰを興したからには、自分たちでやってみよう、と。「手話および筆談で対応します」と名刺に、チラシに印刷して配布。ティッシュペーパーを湿らせるように地道に進めた。この試みは口コミで伝わり、マスコミが報道し、手話サービスを始めるデパートなども増えていき、簡易筆談器は百貨店では伊勢丹、三越、高島屋、京王、小田急、丸井デパートなどに、輸送機関では日本航空、全日本空輸、東急電鉄、小田急電鉄、JR北海道、JR東日本などに、通信会社ではKDDI（au）、NTTドコモ、NTT東日本、ボーダフォン（現ソフトバンク）などに。そして、愛知万博、大分県国民体育大会と障害者スポーツ大会などにも。

WPは聴覚障害者サービスのパイオニア的な役割を果たしたつもりだ。（けれども、誰も気づいてくれない。マラソンランナーの有森裕子さんとうれしさを共有したい。「だれも誉めてくれないので、自分で誉めます」なんて。）

このように少しずつ広がっている簡易筆談器、LED付き電光文字表示器、無線・振動呼出器だが、医療機関はなぜか少ない。もっと広げてもよいと思う。総合受付、各科受付、病棟など、必要とするところに一セットずつあれば十分だろう。

いずれにせよ、分かっていることは一つ。PRしないと広がらないのだ。新聞、テレビ、雑誌、インターネットなどなんでもよいので、あらゆるメディアを活用してPRしていただきたいものだ。

S　マニュアル

医療従事者は様々な患者と接する。研修カリキュラムやマニュアルに手話および筆談はもちろん、簡易筆談器、発光タイマー、LED付き電光文字表示器などの利用訓練も含めて、コミュニケーション方法、聴覚障害者への理解の講義および練習も実施してもらいたい。障害に関する関心が薄いのは他の障害にも共通することだが、医療機関には「障害」に関するカリキュラムが組まれていないのが最大の問題と思う。これからの課題は「障害」に関することは必須科目にし、校外研修、そして、国家試験に出題しないといけないと思う（⇩関連二六五頁）。

多くの医療機関でも聴覚障害者に対する理解も増えているが、ほとんどの場合、数回の研修で手話の単語と例文を掲載している程度が多い。都立病院のように医療機関内でも組織的に手話講習会を開き、マニュアルやテキストを用意しているところは少ない。マニュアルなどにはコミュニケーション手段は多彩ということや、補聴器や聴覚障害者用日常生活用具についても様々な情報を載せてほしいものだ。

T　案内表示

手話通訳がついた公共施設は多い。市役所、医療機関、銀行など多岐にわたっている。しかし、手話通訳も要約筆記者も外見上、普通の人と変わらない。繰り返しになるが、「手話窓口」とか「手話で応対します」などのバッジ、案内など何らかの表示がないと誰も分からない。

一方では「市民の税金を投入して通訳を入れたのに、一度も使われないのは税金の無駄遣いだ」と怒った議員や地方公務員もいる。他方ではこんな声も聞かれる。

「地域の協会の人々はどこに誰がいるのか、ある程度知っている。が、他から来た人や協会員でない人などは知らない」

「小さくて表示が分かりにくいので、障害者にも大きく、分かりやすくしてほしい」

「逆に他の地域から来た人が聴覚障害者であっても、自分から『聴覚障害者』と名乗らない限り、普通の人と見てしまう」。

どうしたら分かってもらえるのだろうか。

①耳マーク

社団法人全日本難聴者・中途失聴者団体連合会では、耳マークの他に「耳の不自由な人は申し出てください」、「耳の不自由な方は筆談しますので申し出てください」、「はっきり、ゆっくり、話してください」など印刷した案内板などを販売している。診察券などに貼るシールや名刺サイズのカードもある。「呼ぶときは手招きしてください」などの文面も添えている。これを用意した意図だが、聴覚障害は外見では分かりにくく、周りから誤解を受けたり、窓口の呼びかけに気づかず後回しにされるケースもあるためだ。耳マークは視覚障害者の「白杖《はくじょう》」と同じような意味を持ち、耳に音が入ってくる様子を図案化したモノ。

自治体や医療機関の中には「耳マークがなくても十分に対応している」という意見もあるが、地下鉄全駅、市バス営業所などに設置している名古屋市交通局などは、「耳マークを掲げることで気軽に職員に尋ねることができる環境を整えて、安心して利用してもらう」のがねらいという。

この耳マークを医療機関、役所、金融機関などの案内所や公共サービス窓口に用意して、聴覚障害者も積極的に活用することをお勧めしたい。利用しないで一番損するのは自分自身なのだから。問い合わせ先は http://www.zenncho.or.jp/

②手話案内

昭和大学病院は今年から聴覚障害外来創設の検討を始めた。日本で二番目だ。しかし、名称は同じでも内容は若干違うようだ。来院した聴覚障害者の患者に不安がないようにするにはどうしたらよいのか、検討委員会を数回立ち上げて進めた。私も外部委員として参加し、ハード及びソフトについてアドバイスをしてきた。この過程で同病院には手話のできる看護師、検査技師、料理師などが五人いると聞いた。そのうち二名は手話通訳ＯＫで、うち一名は神奈川県手話通訳問題研究会医療班に所属しているという。残り三名の手話のレベルは不明。松戸市立総合病院には昨年の十二月に講演に行った。三〇人の聴衆の中には同病院内の手話サークルの会員や手話のできる看護相談員や事務員三人も参加していた。そのうち一名は手話通訳ができた。千葉県手話通訳問題研究会医療班に所属しているという。残りの二名は会話程度の手話はＯＫだ。

国際医療福祉大学にも、昨年の十二月に講演に行った。聴衆一〇三人の中に手話ができる人が三人。このうち一名は会話程度の手話はＯＫ。もう一名は県内の手話通訳の資格をもっている。

昨年の十二月に行った三医療機関だけでも院内に手話のできる人がいることを発見した。他の医療機関でも程度の差はあるにしても、ほとんどの場合、院内で一応手話のできる人に出会う場合が多い。その多くが看護師で、看護学生時代に校内の手話サークルか、地域の手話サークルに通った人がほとんどのようだ。そういう関係からだろうか。関係者に聞いてみると「いるらしい」という噂程度は知っているようだ。お互いに密接に連絡を取り合っているわけでもないらしい。院内の手話サークルに通っている人はよいとしても、そうでない人はちょっとつかみきれないようだ。いずれにしても、こういう人々は「聴覚障害者の患者との橋渡しになれば」という気持ちから手話を学んできたはずだ。だが、後でも触れるが、「活かすチャンスがない」というのも事実のようだ。それぞれ時間が合わないとかいった事情があるのだが、この困難さを何とかクリアして、「社会資源」として活かせないだろうか。

例えば、急患のときは比較的早く対応でき、医療機関内のことや医学の知識が（外部の人より）かなりあると思う。派遣された通訳よりいろいろな面でもよい場合もある。プライバシーが守れる場合もあるのだから。仮に手話ができる看護師がいても、それぞれの持ち場がある以上、簡単に動けない場合もあろう。けれどもこのような機会は頻繁《ひんぱん》にあるわけではないし、この時に限定して、融通を効かせて優先的に院内派遣ができればいいと思う。また、同じ医療機関でも他の地域にも付属病院がある。ところが、この医療機関で手話のできる看護師がいるのは限られている場合が多い。それなら手話通訳派遣センターと各病院にテレビ電話をおいて、テレビ電話による遠隔リレーサービスや手話のできる看護師を仲介したサービスも検討してもよいのではないか。現に、衛星放送を利用してテレビ電話による会議をしている医療機関もあるのだから、聴覚障害者と医療機関のテレビ電話による遠隔リレーサービスは工夫次第では難しいことではないと思う。

社団法人青森県ろうあ協会の機関紙『ろうあ運動あおもり』（平成十三（二〇〇一）年五月一日）によると、八戸市立市民病院は手話通訳の配置と同時に手話通訳がいる由を記入した案内表示板を受付に設置している。それには「手話通訳を必要とする方は下のスイッチを押してください」と書いている。八戸市立市民病院の手話通訳は専従ではなく、放射線受付事務とのこと。来訪者がボタンを押してから、手話のできる職員が受付にかけより、用件を聞いたり、通訳したりしているそうだ。設置通訳ができるまで、つなぎ役として活用

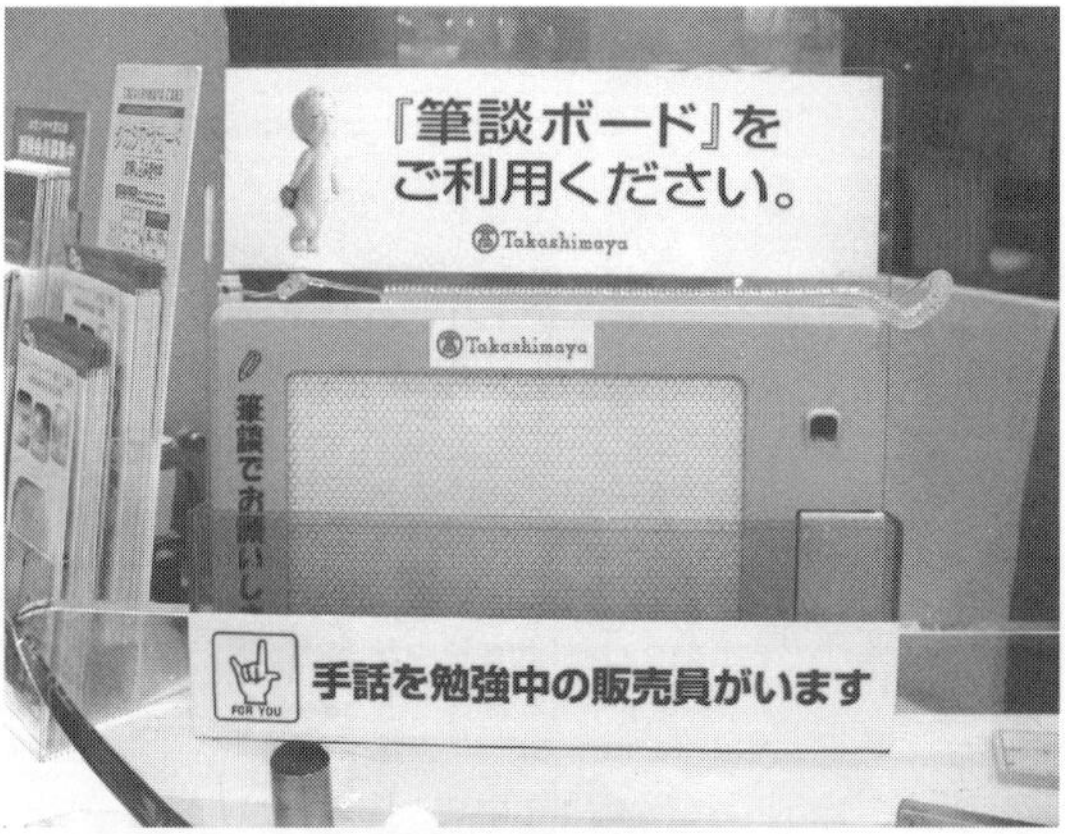

高島屋での表示例

するのも一つの方法と思う。

また、せっかく院内に手話ができる人がいるなら、遠慮せず「手話でどうぞ」と書いたバッジを胸につけてＰＲしてもよいのではないか。手話のレベルが会話程度なら「手話勉強中」のバッジでもつけたほうがよいと思う。そのようにしないと聴覚障害の患者などは手話通訳を頼むことはしないはずだ。

だが、バッジをつけ、玄関先などに「手話通訳者を必要とする人は申し出てください」と案内している医療機関はほとんどない。

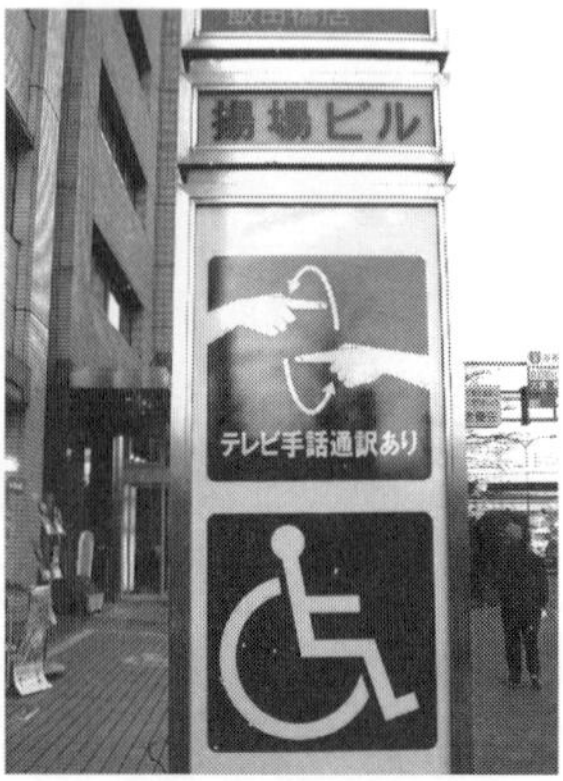

参考例だが、民間では高島屋、伊勢丹、三越、京王デパートなど、官公庁では立川市役所などでは手話ができる職員は「手話ができます」と書いたネームプレートを、用意している。また、ＮＴＴドコモ（東京都、飯田橋）のように電信柱にも案内をしているところもある（写真）。

言葉が通じない異国に行っても「日本語でどうぞ」という看板を見ると入りたくなったり、他の人に紹介したくなるのが人情だろう。好感度は増すだけでなく、経済的にもプラスになる。使えるモノは積極的に使うべきだが、ＰＲしないと宝の持ち腐れになりやすい。

③手話バッジとステッカー

耳マークと共にほしいのが手話バッジ。最近、医療従事者の中にも手話ができる人も増えてきた。結構なことだと思う。ただ「ありがとう」という、挨拶程度の手話から医学用語を手話で表せる人まで個人差がある。いずれにしても手話ができる人も外から見たら「普通の人」。聴覚障害者なのか、手話ができる人なのかさえ、分からない。手話のできる人は少なくとも手話バッジを着用してほしいと思う。このように運動を展開しているのが広島市のボランティア団体「病院に手話があるネットワークの会」。平成十五（二〇〇三）年に配布活動を始めた。きっかけは市内の聴覚障害者から「手話ができる人がいる医療機関を紹介して」などの声が寄せられたからだ。広島市ろうあ協会と広島県手話通訳問題研究会医療班が共同で開催している医療従事者向けの手話講習会の修了生らに配布しているそうだ。「医療手話ボランティアバッジ」は直径五㎝。ステッカーは縦一五㎝、横三〇㎝で、バッジをつけた医療従事者がいる医療機関の玄関など、見えやすいところに張ってもらっているという。バッジの保有者は約一三〇名、ステッカーの配布先は二〇医療機関。バッジ保有者には年二回の集中講習会を義務づけており、二回欠席の場合はバッジ返却。バッジの保有者のいない医療機関は

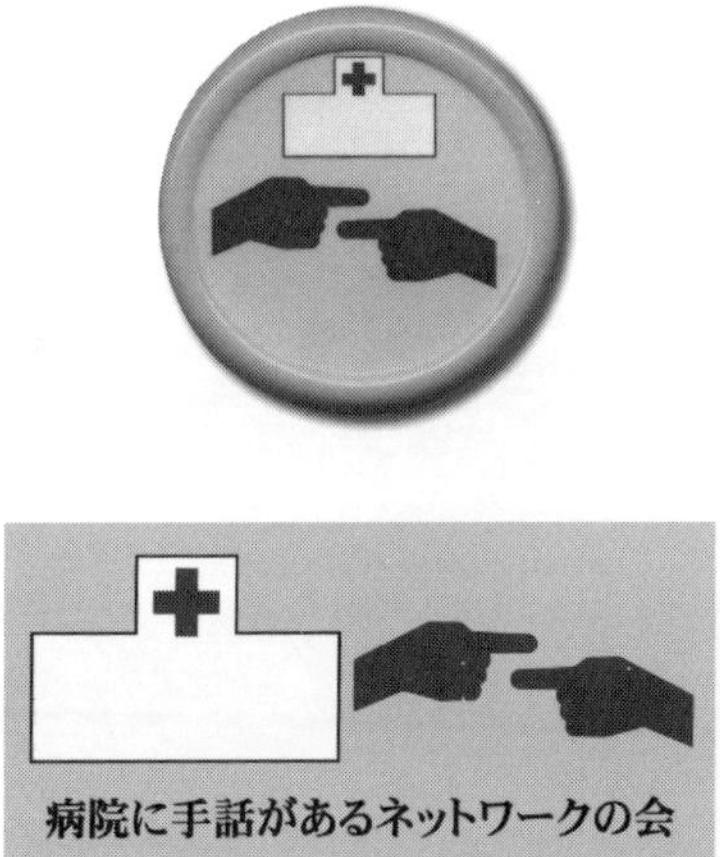

広島の手話バッジとステッカー

耳の不自由な方へのご案内（案）

当病院では耳の不自由な方のために
次のサービスを用意しています。
お気軽にご利用ください。

カルテ

耳の不自由なお客様にはカルテに「耳マーク」を貼り、筆談などで対応しています。

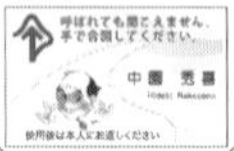

筆談

総合受付、会計、各科などに簡易筆談器を用意しています。

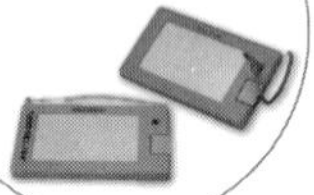

呼び出し

総合受付、会計、各科などに無線・振動呼出器を用意しています。

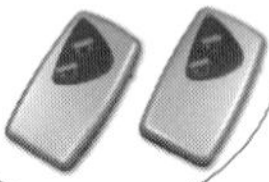

案内

総合受付、会計、各種の案内などに電光文字表示器を用意しています。

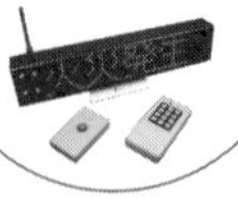

助聴器

軽度・中程度の難聴の方のために助聴器を用意しています。

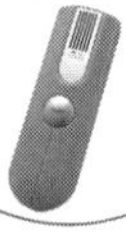

時間管理

点滴など分単位で計測する必要にある方には発光タイマーをお貸ししています。

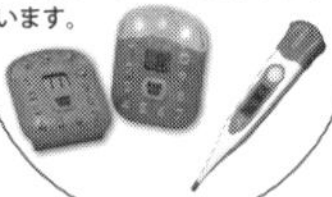

文字放送受信器

待合室や入院病棟では字幕番組を楽しむための受信器を用意しています。

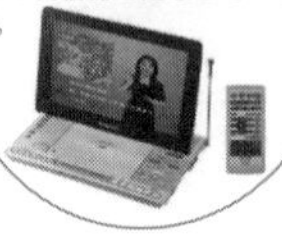

案内表示

病院内でサービスをしているところにはその由、示した案内を掲示しています。

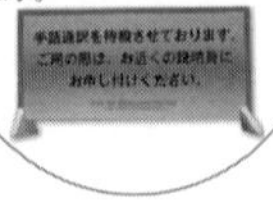

手話・筆記通訳

手話でも対応しています。

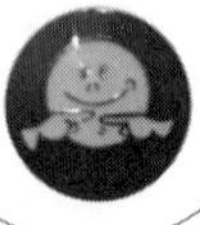

●●総合病院

詳しくは患者様相談室にお尋ねください。

窓口のバリアフリーに関するお問い合せ先（株）ワールドパイオニア
Tel：03-3229-2282　Fax：03-3229-2277　Eメール：wp@wp1.co.jp　ホームページ：www.wp1.co.jp

ステッカーを返却してもらっているという。

大切なことは単に配慮するだけではなく、設置場所や使用方法を説明するなどのきめ細かさがほしいところだ。

U　展示・PR

私は二〇日間、医療機関でお世話になり、様々な医療従事者に会ってきた。また、病室にも簡易筆談器、発光タイマー、振動式時計、ワンセグ携帯、LED付き電光文字表示器、関連図書などを持ち込んで活用した。ほとんどの人が「初めて見た」、「こんな便利なモノがあるのだね」、「看護師のための手話の本もあるの？」などと話してくれた。中には「看護学校や医局でも見せたい。まずはそこからスタートするのが筋だね」と言う人もいた。

病気やケガの中には治すことができない病気もある。治せないと分かれば、それなりに生きていく方法を見つけてあげられないものか、社会復帰を手助けしてあげられないか。この問題はいずれ自分の問題でもあるのだから。バリアフリー・ユニバーサルデザインは自分の問題であり、みんなの問題という意識を持って取り組んでほしい。

①手話・筆談で対応

適材適所という言葉がある。東京港区の某総合病院は患者の国際化に合わせて、どの科の誰が韓国語、誰がポルトガル語を理解できるかリストアップしているという。ならば手話も入れてほしい。（※手話は特に言語獲得期以前に失聴した聴覚障害者にとっては、日本語や英語と同じく独立した言語だから。）せっかくその医療機関に手話ができる人がいるなら、「手話および筆談で対応」と手書きの紙でもよいのでＰＲすることをお勧めしたい。

②情報提供の大切さ

患者の中には「あんたの病気は治せません」と宣告された人も多い。中には名医や聞こえるようにする神様がいると知れば山奥だろうと、海の向こうだろうと駆け込んでいく。

ある人、Ａさんとしよう。「ダメなモノは仕方がないが、聴覚障害者用日常生活用具はどこに行けば相談できるか」と聞いた。「俺は医者であって、補聴器屋ではない」と冷たく突き返された。Ａさんはタウンページで補聴器屋を調べて、やっとのことで補聴器屋に行った。その補聴器屋は「補聴器のことは分かるが聴覚障害者用日常生活用具については分からん。福祉事務所に聞け」と。福祉事務所に行くと「福祉のしおり」をいただいた。関連ページをめくってみると「屋内信号装置」、「携帯用信号装置」、「聴覚障害者用通信装置」、「障害者用火災報知器」、「自動消火装置」などの用語と給付条件は記載されているが、よく分からない。「どんなものがよいか」という質問には、そこの職員は「あっしゃ、専門でないので」と言う。今度は聴覚障害者情報提供施設を紹介された。聴覚障害者のための「よろず相談所」だ。そこではいくつかの機器は展示されていたが、古すぎたりして「満足のいくものではなかった」と。「もっと詳しいことを知りたければ、東京中野区のワールドパイオニアに行ってみたら」。当社（WP）に来て、「聴覚障害者用日常生活用具体験コーナー」でいろいろな機器を試した。

Aさんは「聴覚障害者の生活に役立つ機器がたくさんあることに驚いた。これからの生活に希望がもてた。補聴器や聴覚障害者用日常生活用具給付制度があることは福祉事務所から聞いていたが、ここで初めて、商品を見た。医療機関が情報として教えてくれたら、よかったのに」と。医者に振られた（?）聴覚障害者はたらい回しにされながら、とにかく、補聴器や障害者として自立する方法や障害者用日常生活用具、福祉制度などに関して、正しい情報に飢えている人々がたくさんいる。

いずれにしても、特に中途失聴者は生きる手段を探し回っているようだ。医療機関で働く人も明日、聴覚障害者になってAさんと同じようにたらい回しされたらおもしろくないはずだ。明日のことは分からないが、耳・目・足などに障害をもっても「ありのままの姿」で生活していけるように手助けできるような医療機関になっていただきたい。医療機関こそ、率先して、パイオニアになっていただきたいモノだ。

③情報コーナー

我々の希望は障害者になった人が真っ先に駆け込むお寺（?）である医療機関の中に、あらゆる「障害」に関する情報コーナーを用意してほしいことだ。医療機関に来たら「障害」に関する情報は「何でもある」「何でも分かる」仕組みをつくること。補聴器や聴覚障害者用日常生活用具を展示し、体験できる場所がほしい。

医療機関の中は広い。このためのスペースは探せば、どこかにあると思う。聴覚障害者関係だけなら、小さな個室が一部屋あれば十分だろう。物理的に困難なら、少なくとも介護ショップで扱っている商品・サービスはそちらに案内し、町の補聴器店などでは手に入らないモノを陳列、PR。また、遠くから来た人もいるだろうし、何度も足を運べないという事情もある人には、その場で購入できるようにしたほうが親切だと思う。

どうしても物理的、人材的にフォローが困難な場合は、この部分を外部に委託していくという方法もよいのではないか。WPには提携している耳鼻咽喉科医院がいくつかある。補聴器および聴覚障害者用日常生活用具関係の仕事およびカウンセリング、役所への見積書、請求書の作成など。週三回、曜日、時間を決めて対応している。

さらに「手話および筆談で対応」。限られた資源を有効に活用するためにも、このようなタイアップしたシステムの導入や関連機関のネットワークづくりも検討してもよいのではないか。

V　その他

①医療機関マップ

「手話ができる医療従事者がいる医療機関を知りたい」。「聴覚障害者に優しい医療機関のマップがあればありがたい」……という声は多い。

東京都は医療機関案内サービスというか、ネット上の医療検索システム「ひまわり」を実施。これは二四時間三六五日コンピュータで行っている。聴覚障害者向けには専用ファックス案内やメール案内もある（〇三-五二八五-八〇八〇。http://www.himawari.metro.tokyo.jp/qq/qq13tomnlt.asp）。この中のマップの中にはバリアフリーの項目があり、「手話で対応できます」とうたっている医療機関も紹介されている。医者が手話をするところから、受付に手話を少し学んだレベルの人が働いているところまで、その対応のレベルはまちまちだと思われるが、そこには病院、診療所（歯科のぞく）一一一医療機関が紹介されている。

一方では、聴覚障害者の医療に関心をもつ医療従事者のネットワークという団体が、そのような病院をまとめて、HP上に公表している。http://homepage2.nifty.com/deaf-med-net/

京都府医療保険医協会は京都聴覚言語障害者協会や手話サークル関係者の協力の下、平成十四（二〇〇二）年に「聴覚言語障害者の医療あんしんマップ」を作成している。このマップを見れば、京都のどこに聴覚障害者に対して理解のある医療機関があるのか、分かるというもの。

山口県宇部市は診療科目別に「聴覚障害者対応医療機関リスト」を作成して関係者に配布。これには手話・筆談別の対応も書いている。神奈川県は「障害者のための一五条指定医」をHP上で公開。聴覚障害、肢体障害、視覚障害別、地域別に相談医を紹介している。

②医療従事者向けパンフレット

大分県手話通訳問題研究会は社会福祉法人大分県聴覚障害者協会の協力の下、「医療機関で聴覚障害者が困ることとその配慮について」というA４判のパンフレットを作成し、配布。県下の医療機関に理解と協力を求めている。社団法人奈良県聴覚障害者協会・医療の会も「聴覚障害者が安心して医療を受けられること」を目標に活動している。例えば「困っていること（受付で名前を呼ばれても分からなくて長時間待っていた）」「解決策（無線・振動呼出器を使用する）」などをまとめたA６判のパンフレット（写真）を作成して、県内の医療機関に配布している。

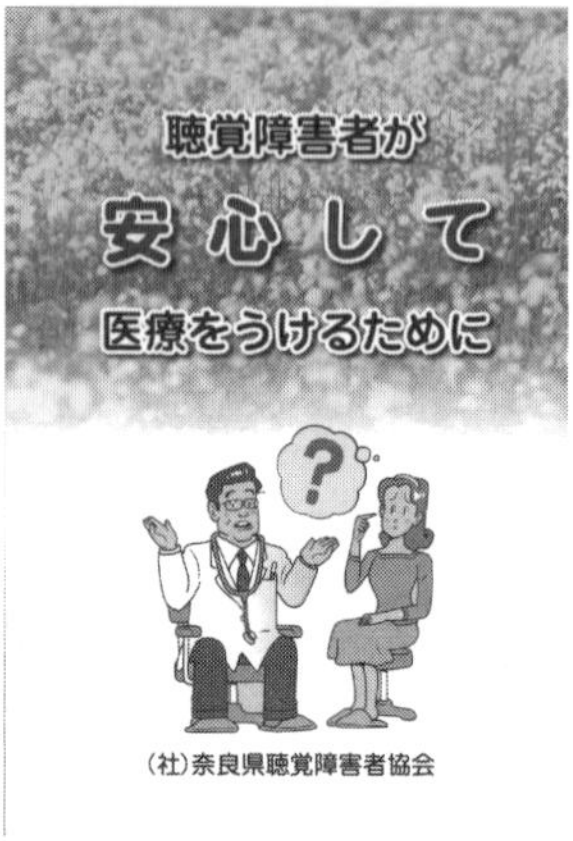

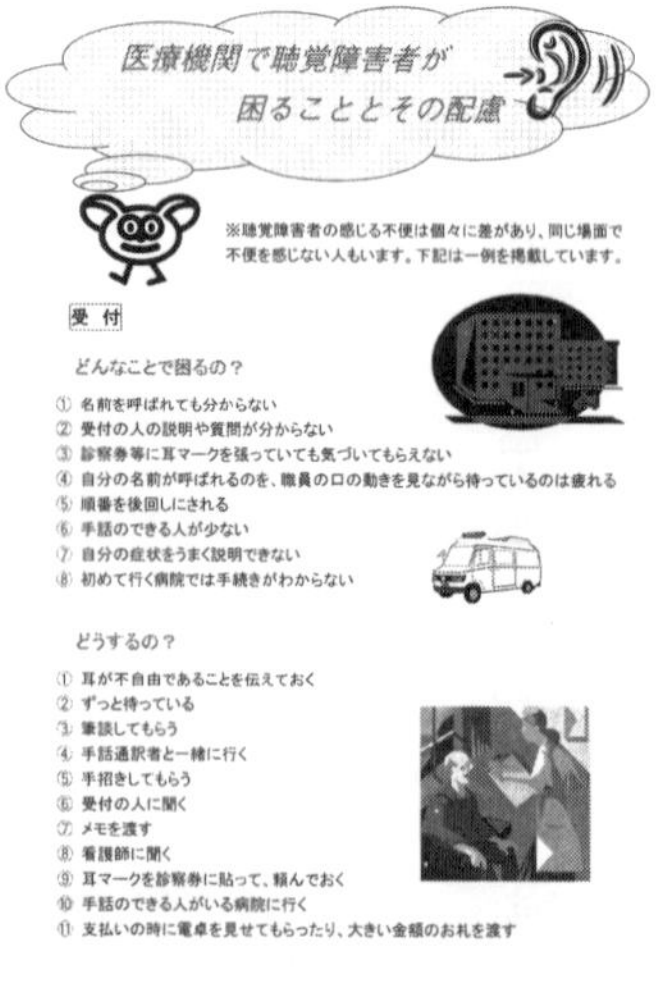

三章「聞こえない」って、なに??——誤解だらけの医療機関

A　聴覚障害はいろいろ

人間の顔がそれぞれ違うように、同じ聴覚障害者でも障害の種類や聞こえ方も違う。また、失聴年齢や受けた教育によっても違うことは意外と知られていないようだ。

①年齢と聴覚障害

人間も生物である以上、年齢とともに体の諸機能は自然に衰えていく。聞こえる人は段々と聞こえなくなりやすい（グラフ参照）。

難聴者は「聞こえにくい」状態から「聞こえない」状態になる可能性は誰にでもある。補聴器がなくても聞こえていた人は補聴器なしには生活できなくなったか、補聴器を

日本人の年齢別聴力

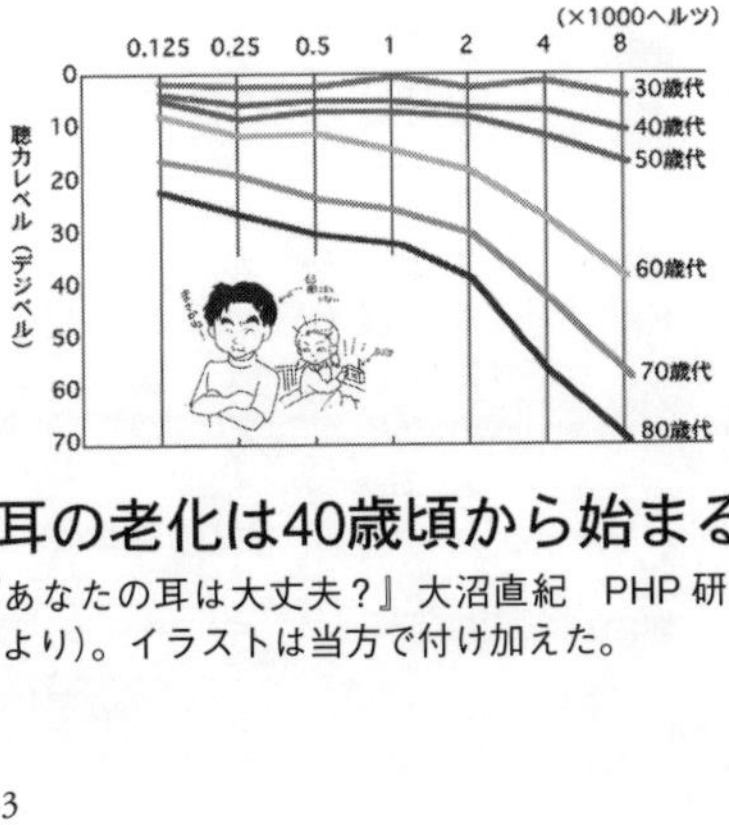

耳の老化は40歳頃から始まる

（『あなたの耳は大丈夫？』大沼直紀　PHP 研究所より）。イラストは当方で付け加えた。

つけても音しか聞こえなくなった人が多い。聴者が緩やかな下り坂なら、聴覚障害者は急な下り坂だ。いずれにしても五四・一％の人が聴力の低下を訴えている。これは二人に一人だから、深刻と言うしかない。加えて目や足が悪くなり、ほかの病気を併発するかもしれない。

これまた繰り返しになるが、厚生労働省では両耳平均聴力レベルが七〇デシベル以上の人を聴覚障害者と認定し、その数は現在、約三四万人。しかし、ＷＨＯ（世界保健機構）は小声では聞こえにくい四〇デシベル以上の人を聴覚障害者と認定している。日本では人口の五％が聴覚障害者と推定されている。二〇〇〇年現在で六〇〇〇万人以上。二〇五〇年には八〇〇〇万人以上に増加すると言われている。

年齢的には六五歳以上の聴覚障害者が六五％以上を占めている。聴覚障害者の大部分が加齢による障害者だ。政治家では三十八代、Ｇ・Ｒ・フォード（故人）、四十代、Ｒ・Ｗ・レーガン（故人）、四十一代、Ｇ・ブッシュ（現大統領の父）、四十二代、Ｗ・Ｊ・クリントンという米国の歴代大統領や松下電器（パナソニック）の創業者・松下幸之助、ソニーの創業者・井深大氏（以上、故人）など、著名人も聴覚障害者（難聴者）。他人事ではないと思う。

加えて、失聴年齢的には言語獲得期以前の聴覚障害者と言語獲得期以後の聴覚障害者に分けられる。聴覚障害者の九九％以上が中途失聴者だ。

②聴覚障害の種類

聴覚障害には障害の部位によって伝音性難聴、感音性難聴、混合性難聴の三通りがある。それぞれ聞こえ方も違う。

伝音性難聴は外耳から中耳までの障害で音の分析機能には障害がないため、補聴器などで音を大きく入れると語音明瞭度はほぼ正常だ。つまり、音を大きくして入れたら普通に聞こえる。

感音性難聴は内耳から聴神経までの障害で音の分析機能に障害が見られ、語音明瞭度は低下している。例えば、男性の声、女性の声、パトカーのサイレン音などの判別はできるが、音や話の中身までは分からないのが普通。高齢・難聴者の大部分は感音性難聴。

混合性難聴は伝音性難聴と感音性難聴が入り交じった難聴で、人によって母音は聞こえるが子音は聞こえないなどまちまち（その逆もある）など。

③聴覚障害者の聞こえ方

まず、聴者と聴覚障害者のテレビから発信される情報の受け止め方を考えたい。

聴者はテレビのニュースなどを見て、聞いて、状況をつかみ、判断する。伝音性難聴者はテレビのボリュームをあげれ

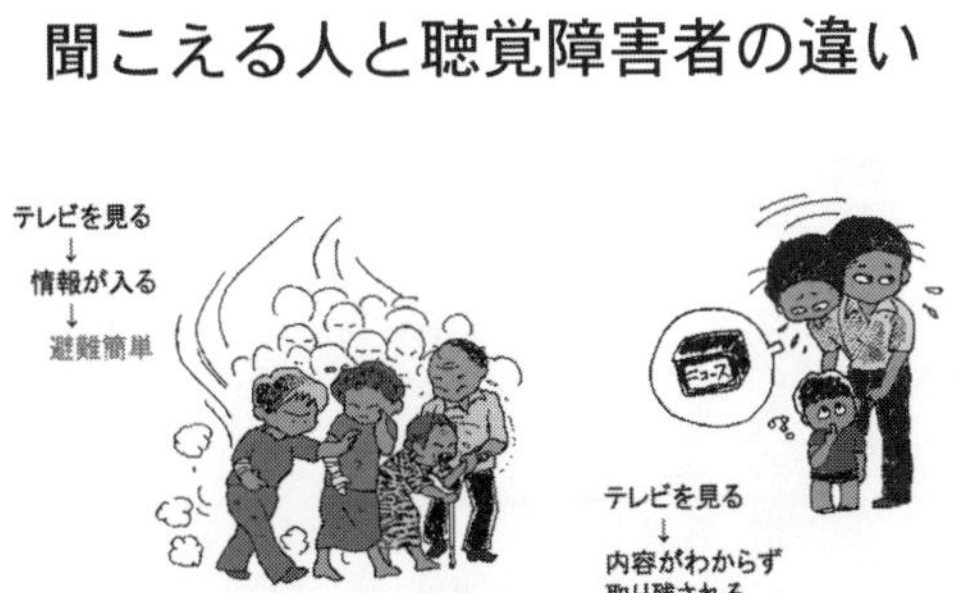
聞こえる人と聴覚障害者の違い
テレビを見る
↓
情報が入る
↓
避難簡単
ニュース
テレビを見る
↓
内容がわからず
取り残される
↓
各種の損失発生
情報の公平

ば聴者と同じように聞こえるのでほとんど問題は少ない。

感音性難聴者や混合性難聴者は音しか聞こえない。つまり、アナウンサーが何を話しているのか、理解できない。そのため、状況をつかむことが困難で、判断することもできない。時と場合によっては逃げ遅れたり、火災に遭遇して焼死する危険性もある。この差は非常に大きい。

さらに、伝音性難聴、感音性難聴、混合性難聴の聞こえ方は次のようになるかと思う。

i　完全失聴はテレビの音声を消して見入る状態を想像してほしい。何を話しているのか分からないのだ。

ii　伝音性難聴はテレビの音声を小さくして聞いている状態を想像してほしい。逆に言えば、ボリュームをあげるとほとんど普通に聞こえる。

iii　感音性難聴および混合性難聴は音声集積回路の壊れたテレビのひずんだ音声を聞いている状態に近い。どんなにボリュームをあげても聞こえるのは音だけだ。

難聴者は一人のときはテレビの音量をあげて聞けばよいが、壁の薄いアパートなどでは隣の部屋にまで音が届き、隣人から「うるさい」と苦情が出る。これが繰り返されて大家に訴えられ、アパートから退去させられた人もいる。聴者の家族と一緒のときは、難聴者がテレビのボリュームをあげると聴者の家族から「うるさい」と言われる。これが原因で家族同士がけんかをしたり、人間関係に様々な影響をもたらしている場合もある。

B　聴覚障害とコミュニケーション

これは拙著（『自立への条件——耳の不自由な人の福祉入門』ＮＨＫ出版）からの引用だが、「視覚情報の量は多いが、その情報は見える範囲、すなわち顔面の前方からしか入らず、光のない暗黒の中では役に立たない。それに引き換え、聴覚情報は身の回りの全方向から入ってくるだけでなく、光の明暗など外部の状況にもほとんど左右されない。人類がまだ森林原野で狩猟と採集に頼る生活を送っていた原始の時代には、この特性が生命を守り、敵と戦う上で決定的な役割を果たしていたと思われる。音声による言語、つまり、のどから出し、それを耳でキャッチするという高度かつ複雑で、しかもエネルギー消費の少ないコミュニケーションシステムによって知能を発展させ、やがて文明を作り出したといったように、人間は聴覚を利用したコミュニケーションシステムにより文明を築いた」のだ。

聴覚障害者は失聴年齢、家庭、社会、学校環境によっても左右されるが、基本的には言語獲得期以前の聴覚障害者と言語獲得期以後の聴覚障害者とでは物の見方、考え方が微妙に異なる。共通することは聞こえない、聞こえにくいために、あらゆる聴覚情報（言い換えれば、視覚に頼る情報以外の情報）はなかなか入ってこない。また、自分の情報を的確に伝えることも難しく、個人の暮らしや社会参加のいろいろな場面で不利な場面が生じる。

C　機能、形態障害、社会的不利

ＩＣＦとは、第五十四回ＷＨＯ総会〔平成十三（二〇〇一）年、決議五四二一号〕において、満場一致で承認された「International Classification of Functioning Disability and Health」の略称であり、日本では「国際生活機能分類第一国際障害分類改訂版」と訳している。

ＩＣＦは「すべての人間は何らかの障害をもっている」という認識の下に、人間の福祉の全体性を、①健康領域と②福祉の他の領域（教育、雇用、環境、その他）に分類し、幅広い様々な分野の人々が利用できる世界共通語と実用的なシステムの測定用具を確立し、国際的に用いることになった。

ＩＣＦ以前には、昭和六十（一九八五）年の国際障害分類としてＩＣＩＤＨがあり、疾病または変調によって機能障害、能力障害、社会的不利という分類がなされてきた。例えば、突発性難聴（機能障害）で失聴（能力障害）したことにより、電話ができなくなる、顧客との会話、雑談が困難になり、職場での役割遂行ができず、職種変更とか退職に追い込まれる（社会的不利）という考え方で分類されてきた。この場合は、障害を医学モデルとしてとらえ、障害は個人の疾病の帰結（異常）であり、社会適応としてリハビリテーションや保健、福祉の充実が重要であるという考え方だ。障害は異常であり個人の努力でリハビリし、職場適応する、会議などの情報保障も個人の問題としてとらえ、周囲に依頼してメモにしてもらうとか、座席を記録者のとなりにするなど、職場適応が図れるよう個人が努力するというのが基本的な考えだった。しかし、ＩＣＦでは障害は社会モデルであり、「障害は個性であり、社会側の改善と人権問題の解決である」というものだ。聴覚障害者を雇用した企業が、中途失聴した聴覚障害者の職場環境を改善する、例えば、社内情報はすべて社内メールで情報保障する、あるいは社内報の発行、会議や打ち合わせには手話通訳やノートテイク、板書や資料を用意するなど、その人が職務遂行できるようにしていく、つまり、働きやすい環境に改善していく、つまり、その人の人権を保障するというのが基本的な考え方だ。私の持論で言えば「障害者を社会に合わせるのではなく、社会を障害者に合わせていく」ということが大切だと思う。

ＩＣＩＤＨとＩＣＦには基本的な違いがある。また、個人の固有の価値と自律性（自己決定権）を尊重し、身体、個人、社会の三つの視点で生活機能の自立を評価すること。「環境因子」はあくまでも本人の視点からの評価を重視する。つまり、社会システムが整えば、障害に遭遇する機会は減少する」として、いわゆる個人と環境の「相互作用モデル」を提示しているのがＩＣＦの考え方だ。詳しくは上田敏・大川弥生「リハビリテーション医学における障害者論の臨床的意義」（『障害者問題研究』VOL 二二六、一九九八年）を参照されたい。

Ｄ　聴覚障害教育

聴覚障害者は、さらに、大きく次の二つに分けられる。

①言語獲得期以前に失聴した人（便宜上、ろう者とする）
生まれながらにして聞こえないか、言葉を覚える頃に事故や病気などによって失聴した人（おおむね三歳以前）いわゆるろう者と難聴者の一部。
②言語獲得期以降に失聴した人（便宜上、中途失聴者とする）
言語を獲得した後、事故や病気などで失聴した人、いわゆる中途失聴者。この中には年齢とともに聴力が自然に下がっていく老人性難聴者も含まれる。

聴覚障害教育が進歩していなかった昔は一〇歳頃に聴覚障害者になった人も聾学校に通っていたが、今では言語を獲得する前に失聴した聴覚障害児（※便宜上、ろう児とする）は聾学校、難聴児は難聴学級か普通校に行く傾向にある。だが、少子化の影響は聴覚障害教育にも波及し、聾学校には耳以外の障害をもつ子どもたち、いわゆる重複障害児の在籍者が増加している。

他方、聾学校では手話の導入を黙認しているところが増えているとは言え、基本的には聴能口話法教育を進めている。しかし、ほとんどのろう児は感音性難聴のため、補聴器を通して聞こえる言葉は音だけ、言い換えれば言葉（音声言語）として理解できない場合が多い。この場合、口話が中心になるが、いくら読唇（口話）を得意としている人でも、マスクをかけたまま話す医師や看護婦の言葉は理解できない。筆談に頼っている人は病名と次の来院日を筆記してもらえても、詳細は教えてもらえないケースが多い。特に文章の読み書きの苦手なろう者は、手話通訳者なしのコミュニケーションはもっと困難であろう。

E　失聴時期と生活体験・文化などの違い

失聴時期などによってろう者と難聴者と中途失聴者に分けられているが、基本的には言語獲得期以前に聞こえなくなった人と、その後聞こえなくなった人とではコミュニケーション、生活観などもかなりの開きがある。

①筆者の例（言語獲得期失聴者）

筆者は猩紅熱で三歳のときに失聴した。「きれいな発音と多くの言葉を覚えて、しかも文章の読み書きがきちんとできれば、社会は障害者でも受け入れてくれる」という聾学校の先生の持論を信じて、親子ともども一心不乱に頑張ってきた。念願の大学にも行った。ところが、英語の試験は筆記だけでなく、スピーカーを使用した会話の問題もあるので、毎回、白紙の答案。もちろん、点はもらえず、とうとう中退を余儀なくさせられた。

昭和四十（一九六五）年頃までは「障害者は飯が食えればオンの字のほうだ」と言われながらも就職口を探したが、どこの会社も筆者に尋ねることは同じであった。「電話は取れるのか」、「話は聞こえるか」と。筆者が「できない」、「分からない」と答えれば、けんもほろろの門前払いにあった。「ツンボはいらん！」と露骨に差別語を浴びせて断る会社もあった。聾学校の先生は「実力さえあれば社会は受け入れてくれる」と言っていたが、現実の社会は「何ができるか」よりも「障害の有無」にこだわる。

足を棒にして探すこと五二社目でやっと就職できたが、これもアルバイトとしての雇用であった。加えて、聴者と同じ仕事をしながら賃金は正社員の二分の一程度というひどさであった。おまけに、社長の訓辞などはスピーカーを通して伝えられるので、「ちんぷんかんぷん」分かったものではない。同僚はだれも放送の内容を教えてくれず、賃金や仕事や不便な環境について苦情を言うと、「採用してもらえただけでもありがたく思え」と言わんばかりの態度を示された。

そうこうするうちに筆者も結婚を考える年頃になり、普通の人なら「どんな人と結婚するか」が最大の関心事であるが、障害者の場合は「結婚できるのか」が重大な問題であった。筆者も例外ではなく、同じ障害をもつ人と結婚しようと思えば、その親から「耳が聞こえないと困る」、「障害者は景気が悪いと最初に首になる」など言われて断られた。逆に聞こえる人をフィアンセにしようとしたら、縁起が悪いとでもいうように、塩を振りかけて追い返した親もいた。障害者は「ナメクジ」と同じなのか。

会社を興して一人前に仕事をこなしていけば、社会も障害者に対する見方を変えてくれるかと思ったが、「障害者に何ができるか」と罵倒《ばとう》を浴びせた中央官庁の役人もいた。思いの外、世間の目は冷たかったのである。総じて世間の中には、様々なバリアが存在することに気づいた。社会の人々はどこまでも「障害者」というレッテルを貼り付ける。そのレッテルは接着剤で固められているようにはがしにくいものであった。

②Mさんの例（中途失聴者）

人生の中途で聞こえなくなった人々は、これもまた大変である。Mさんは、言語獲得期以前の聴覚障害者とは違った体験をしている。失聴当時四五歳、「人生八〇年社会」の現代では、奥さんと子ども二人を養う働き盛りのビジネスマン（不動産鑑定士）であった。四五歳のある日、突然めまいを感じ救急車で医療機関に運び込まれた。気がついたときには、いつもは聞こえるはずの町の喧噪《けんそう》も奥さんの呼ぶ声も聞こえなくなった。入院先の大学病院で聴力検査を受けると「高度感音性難聴」と診断された。完全に失聴したのである。一夜にして「音のある世界」から「音のない世界へ」突き落とされたのである。

補聴器をつければ音は聞こえるが、会話の足しにはならない。後の頼りは筆談のみ。Mさんは「自分は聞こえないので、筆談でお願いします」と頼むが、Mさんがしゃべれるのを見て、相手は大声で話す人が多い。だが、聞こえにくいのではなく、聞こえないのだ。また「筆談で」とお願いすると面倒くさがって、「そんじゃ、いいです」とその場を去っていく。お客は寄りつかず、収入は日ごとに減り、貯金も底をつきはじめた。

奥さんは、初めは筆談でMさんの耳の不自由を補っていたが、そのうち疲れ果て、「これから先、二〇年も三〇年も聞こえない夫と一緒に生活しなければならないのか……」と考えるようになった。そればかりか、収入のあてはないし、前途は暗く、不安が募るだけで希望はみえず、思いあまって、Mさんの前に一片の紙を差し出したのである。「離婚届」だった。奥さんは失聴したMさんにとうとう見切りをつけたのである。

気の弱いMさんは「これ以上、みんなに迷惑をかけたくない」という気持ちから離婚届に捺印した。そして、二人の子どもは奥さんが引き取り実家に戻ってしまった。人生の途中で失聴という憂き目にあった人は、このような悲惨な体験を強いられている人も多い。すがる糸をプツン、プツンと切られて、安住の場所を探し求め、さまよい歩くクモのようなものである。

③Yさんの例（ろう者）

Yさんは祖父母、父母も含めて代々、デフファミリー（家族全員がろう者）である。手話が主たる言語である。聾学校で補聴器をつけて言葉の勉強もしてきたので、世の中に音声言語が存在していることは知っており、聴者から手話などを通じてそうした情報が伝えられている。音声情報の摂取に関しては数々の困難が伴うが、それ以外遜色《そんしょく》はない。Yさんは音声言語によるコミュニケーションはできないが、芸術・手話など視覚的な文化の分野で活動している。例えば、テレビは字幕放送で楽しんでいる。それ以外は新聞や本などからの視覚情報がすべてである。

生まれつき目が見えない人は世の中に色や影があることを理解できないように、ろう者は世の中に音や音声言語が存在することを理解できない。聴者が話している言葉も、単に「口をパクパクしている」と思い込んでいる人も多い。『みんなが手話で話した島』〔ノーラ・エレン・グロース著、佐野正信訳、築地書館、平成三（一九九一）年〕にも書いてあるように、それなりの独特なコミュニケーションを図り、文化を形成している集団もいる。多民族国家のスウェーデンなどはろう者に、手話を第一言語、スウェーデン語を第二言語として容認している。米国の聴覚障害教育もその方向に傾いている。

以上、ろう者、言語獲得期に失聴した者、中途失聴者の事例を紹介した。ただし、失聴年齢、育った環境、教育体験などによっても様々で、聴覚障害問題はコミュニケーションだけに限らず、教育、人間関係、職業、健康、医療、結婚、出産、コミュニケーションなど生活全般に影響していく。

F　人間関係にみられる問題

基本的には、①親が聴者で子どもが聴覚障害者、②親が聴覚障害者で子どもが聴者、③親子とも聴覚障害者の三つのケースがあげられる。自分たちのおかれている立場によって対応の仕方がそれぞれ変わってくる。特に親子とも聴覚障害の人々、俗に「デフファミリー」と言われている人々は、「音声によるコミュニケーションは基本的には無縁」だが、前述した『みんなが手話で話した島』のような社会は地球上にほとんど存在しない。言い換えれば、なんらかの形で聴者と一緒に生活しているが、文化や考え方の違いで両者が衝突することもしばしばある。例えば、生活の中でドアをバタンと閉めたり、廊下をバタバタ歩いたり、食器を洗うときに大きな音を立てたり、大声を出すことは聴覚障害者の間では日常茶飯事だが、事情を知らない聴者からは敬遠されたり、叱責の的になる。それどころか、数の多少に関係なく人間としては平等なはずなのに、現実には「多数者（聴者）に合わせること」を至上目的にしている思考・行動の中では、聴覚障害者（特にデフファミリー）は人権すら否定されている面がある。

一般的に言って、聴覚障害者は音やコミュニケーションについて悩んでいる。加えて障害の特性が十分に理解されないため、家畜同然に扱われるなど「偏見や差別」の対象となった歴史的な経過もあり（わが国だけに限らないが）、人間関係にまで様々な影を落としている。いずれにしても聞こえない、聞こえにくいということは「関係の障害」になる。

聴覚障害者も聴者と遜色《そんしょく》のない生活を送るためには、聴覚障害者には「見て、分かる形で情報をどれだけ提供するか」、ここが鍵だ。最近は聴覚障害者のいる家庭では手話をマスターしている親や家族も増えているが、全体としては少ない。コミュニケーションが少ないことは親子の会話も少ない。これも聴覚障害者の知的発達にも違いをもたらしている。人間は何気ない会話の中から生活上、必要な知識を身につけていく。特に聴覚障害者の場合、覚える機会がないと人間的な成長は期待できない。聴覚障害者の中には東大や京大に進んだ人もいる。

「きれいな発音、多くの言葉」そして、「聴者に負けるな」、「高度の教育を」。これが聴覚障害教育の目標のように思う。私もそのモデルケースの一人と言われてきた。「頑張れば中園のようになれる」と。〔この辺のことは『しじみ貝の詩――聴力障害者の体験から』（NHK出版）や『燃える手で、友よ！――ある聴覚障害者からのメッセージ』（主婦の友社）に詳しい。絶版になっているので、古本屋か図書館にいって探すしかない。〕その代わり常識はきちんと身に付かなかった。例えば、お葬式のときは「香典は辞退」ということなので手ぶらで行き、結婚式は「平服で来てほしい」とあったので、汚いGパンで参加し、周りのひんしゅくを買った。言葉は（比較的）正確に読めるようになったが、その裏の意味までは理解できなかった。その結果、人間としての発達がおろそかにされてきたような気がする。その他、人間性、社会性に欠けていた。エリートほど問題児が多い。よく言われるが、「頭はいいが、人間としては欠陥者」だ（⇩関連一七九頁の「読めるならよいのか」も併読）。

G　ろう者と中途失聴者の価値観の違い

視覚障害者を例に取ると、幼児期以前からの視覚障害者は晴眼者（見える人）のように見えていた経験がないか、非常に乏しいため、その「見える世界」は晴眼者が「見える世界」とは異なる経験をしている。つまり、幼児期以前に見えなくなった視覚障害者にとって「目で見る世界」は言葉や点字読書などで学習し形成された知識の集積に過ぎない。特に、影、色といった立体でないモノはなかなか理解できない。視覚による情報が得られないか得にくいため、晴眼者が語る言葉がもつイメージをふくらませるか、または直接的には触図となる。触図の場合は視覚による図とはまったく異なった情報だ。視覚障害者で言えば、幼少時に見えなくなった人でも、蝕図で、それが「通常の尺度」となる。きちんと読み取れる人が少ない。まして、高齢で見えなくなった人は手先が不自由な人々も多く、蝕図で理解することは困難だ。

同様に、ろう者、及び言語獲得期以前に聴覚障害者になった人は聞こえない状態の中で発育していく。そのために世の中に音および音声コミュニケーションがあることを理解するのは至難の業に近い。仮に音および音声コミュニケーションがあることを理解できても、それはその聴覚障害者の想像にすぎない。反面、中途失聴者は人生の途中で「聞こえる世界」から「聞こえない世界」に落とされたのだから、普通だったときの状態との落差を嘆き悲しむことができる。つまり、ろう者と中途失聴者は別の価値観を持っていると思う。

いずれにしても聴覚障害者は聴覚障害者。これは死ぬまで変わらない。人間の耳と同じような働きをする補聴器が開発されるか、聞こえる薬でも発明されたら間違いなくノーベル賞の対象になる。言い換えれば、九九％を占めている中途失聴者と難聴者は、聴覚障害者として生きるコツを身につけるしかない。つまり、リハビリテーションが必要になる。特に医師は障害が残っても、残された力を振り絞って「ありのままの姿」で生活できるように手助けをしていただきたい。これがリハビリテーション。各医療機関にもそういう科が増えている。これと同様に聴覚障害者にもリハビリテーションを。

同時に考えていただきたいことは、「障害者を社会に合わせるのではなく、社会を障害者も安心して住めるように変えていくことだ」と思う。これは医療機関についても言える。「障害者も安心してかかれる医療機関を目指すことは医療機関に働く人々の社会的使命」ではなかろうか。もちろん、我々もそのお手伝いをさせていただくが、その主人公はそこで働く医療従事者だと思う。

四章　医療従事者間の神話――間違いだらけの聴覚障害者観

長い間、「格子なき監獄」に閉じこめられていると、医療従事者といっても様々な人がいるなと感じた。医者も外来医、救急担当医、手術執行医など。看護師も外来、病棟、手術部など。人間の顔がそれぞれ違うように医療従事者の対応も違う。親切にきめ細かく対応してくれる人もいれば、事務的に対応する人もいる。

一方、聴覚障害者のコミュニケーション手段としては手話、口話、筆談、補聴器などが代表的だが、聴覚障害者とのコミュニケーション手段についてもかなりの人が誤解していることを強く感じた。どのように理解しているのか。大体、次のようにまとめてもよいかと思う。

A　聴覚障害者はしゃべれるの??

入院前のある日、国土交通省のバリアフリー新法の責任者が部下を引き連れて会社に来た。所属名と個人名をあげるとこの方面の人は知っている人だ。聴覚障害者関係のバリアフリーに関連してどのようなシステムがあるのか、勉強のため来社したと言う。ＬＥＤ付き電光文字表示器などの必要性を説明した。最初に発した言葉は「聴覚障害者に直接会ったのは中園さんが初めてだが、てっきり、しゃべれないモノと思い込んでいた」。何という認識か。まあ、国の方策を決定する人々の中にも、この次元の認識しかもっていない人もいることを改めて感じた。

B　補聴器をかけていると聞こえている？

①補聴器の限界

・補聴器はかけているが、言葉をはっきり聞き取れない（音しか聞こえない）難聴者（感音性難聴ないし混合性難聴）。
・補聴器をかけると言葉が聞こえる難聴者（伝音性難聴に多い）。
・他方、「聞こえにくい」ことと、「聞こえない」ことはまったく違うモノだが、この辺をきちんと理解できていない人もいる。

年々進化している補聴器だが、それでも問題はある。特に中途失聴した難聴者は「人間の耳と同じような働きをする補聴器を」と言う。これが理想の補聴器だ。人間の耳は聞きたい音と聞きたくない音を区別する役割があることを十分知っているからだろう。だが、（最近の補聴器はデジタル化され）「より、聞こえやすくなってきた」とはいえ、厳密に言えば、「補聴器はマイクとアンプの集合体なので人間の耳と同じような働きはしない」ことを理解する必要がある。

補聴器は周りの音環境によって左右される。補聴器の性能にもよるが、防音室のような静かな音環境であれば一〇mくらい離れても伝音性難聴の人には言葉は明瞭に聞こえる。だが、このような音環境はどこにもないと思う。医療機関の静かな廊下などは五mくらいまでは聞こえるかも知れない。ロビーやボイラー室などは周りがうるさいので一m離れていても聞こえるかどうか。テレビの周りは二〜三mくらいが限度かも知れない。医療機関では周りに音を出す検査機器が沢山あり、その騒音が大きいと補聴器は苦戦を強いられやすい。これらが、最大の限界と思う。

しかし、補聴器メーカーのエンジニアの中にはこの限界に挑戦している人々もいる。補聴器は聞こえをサポートする機器だが、使用したからと言って、どのような場面でも人間の耳と同様に正確に聞き取れるわけではない。

加齢によって難聴者になった人の半数は補聴器を使いこなしていないようだ。その主な原因の一つに、補聴器メーカー側が、補聴器は人間の耳と同じような働きはしないということを情報として伝えていないことにあると思う。補聴器のカタログなどには「クリアな音を」などと書いてある。あたかも「この補聴器を使えば人間の耳と同じように聞こえる」と錯覚を起こしやすい。かえって補聴器に対する不信感を増やしかねない。

②補聴器の有効性と留意点

医療従事者の中にも、メガネをかければ遠くのモノが見えるように補聴器をかければ人の話が理解できると思っている人が意外と多い。そのせいか、補聴器をかけている人を見ると、自然と大声になりやすい。大声で話されると、その音声が増幅されてかえって聞きづらくなることもある。

繰り返しになるが、伝音性難聴は補聴器を通して音声を増幅すればまず普通に聞こえるが、周りに人の話し声を上回る大きな騒音でもあれば、伝音性難聴者でも苦戦を強いられる。感音性難聴は補聴器をつけても、音は聞こえても言葉の中身までは理解できない。混合性難聴は感音性難聴と伝音性難聴が入り交じった障害で、聞こえ方には個人差がある。同じ難聴の男女が電話し合っても、お互いにすれ違いの話しばかりで交際も進まなかったという例もある。

最近、デジタル補聴器という高性能の補聴器ができているが、これも十分ではない。人工内耳も基本的には補聴器の一種で同様の問題は残る。いかなる補聴器装用者でも、騒音が多いところでのコミュニケーションは特に苦手だ。

大切なことは、補聴器を使用しているから大丈夫と思いこまずに、「こんな話し方でよいですか」、「声の大きさはこの程度でよいですか」など確認しながらコミュニケートすることだと思う。

いずれにせよ、補聴器を通した音は一〇〇%自然な音とは言えないが、昔の補聴器に比べてはるかに性能も向上している。前述したように補聴器を使いこなすためには補聴器の限界もきちんと教えて、できるだけ静かな環境でコミュニケートするか、手話や筆談の手助けが必要になる。新しい靴ははきこなすほどなじむのと同様に、補聴器も使いこなせば難聴者の心強いヘルパーとなる。

一方、言葉は理解できなくても、まったく音声が入らないと不安を感じる人もたくさんいる。例えば、車を運転しているときにパトカーなどのサイレン音が聞こえないとか。人間の耳と同じような働きはしなくてもかなりカバーできる面はあるのも事実だ。補聴器は問題もあるが、活かし方によっては強力なお助けマンになる。

③聞こえ方の違い、先天性難聴と老人性難聴

同じ難聴なのに、補聴器に対する認識が違うのか、という話も聞く。これを理解するには、人間が言葉を獲得する手順を知ることが先決のように思う。聴者は親子との自然な会話、生活の中で何気なく、自然に言葉を聞いているからだと思う。こういう繰り返しの中で自然に身についていく。言葉も同じことで、普段の生活の中で自然に身につけていく部分が多い。

i　ろう者の場合

特に聾学校に通うろう児は、何らかの原因で障害を持っている。ろう児は、周りの音声が聞こえない、聞こえにくいために、特に音声情報が入りにくくなり、必然的に言葉の理解や、学習にも遅れを来すようになる。

聾学校では補聴器という人工的な音声を教育的に聞かせることにより、新たな音声を習得す

る。が、この音声は聴者が自然に聞いている音声とは違った別の聞こえ方と思う。人間の音声が自然の声なら、補聴器を通して聞く音声はロボットが話しているような音声（人工音声）に聞こえる。聾学校では一〇年以上にわたり言葉の訓練を積み重ねているが、それでもなお、人間が聞き取っている微妙な言い回しを正確に聞き取るのは至難の業だ。

これがさらに、コミュニケーションにおける障害や人間性の確立といった人間全体の成長に影響してくる。

ii　中途失聴者の場合

他方、前述したように老人性難聴者や中途失聴者は聞こえなくなる前に「人間の耳は聞きたい音声と聞きたくない音声を区別する働きがある」ことを知っている。難聴になっても言葉という辞書が頭脳の中に記憶されている。だから、補聴器を通して聞くとき、「どうもこれまでの音声とは違う。こんなものはイラン」と怒る人もいる。また、残存聴力や購入した補聴器の音声や好みなどによって聞こえ方、しいては言葉の意味のとらえ方も微妙に違ってくる。補聴器調整には高度の知識と訓練が必要と言われているのはそのためだ。

iii　言葉だけでは判断できない

細かく言うと、普通の人は同じ「いいよ」でも、イントネーション、アクセントなどを聞き分けて肯定的な意味なのか、否定的な意味なのかなども理解しながら物事を判断しているが、聴覚障害（児）者はこの辺の判断が難しい。こういった言葉の周辺情報がきちんと入らないいため、言葉のイメージの構築や感情の発達にも影響しやすい。（口話にたけている人でも口型だけで判断するのはもっと難しい。声が聞こえないからだ。）

話し手は肯定的な意味で話したつもりでも、聞き手の難聴者には否定的に聞こえる場合もある。後で、言った、言わないなどのコミュニケーションギャップを生み出し、最後には人間不信になり、「こんな病院に行くモノか」ということになる（⇩関連一七八頁の「読めるならよいのか」も合わせて読んでいただきたい）。

C　話せる聴覚障害者は声が聞こえる？

昔の話だが、私が「聞こえないので筆談してください」と言うと、私がしゃべれるから、耳許で「どこが悪いのですか？」と周りの人がびっくりするくらいの大声で話す医療従事者は多い。どうやら、話せる人は多少聞こえると思い込んでいるようだ。まして、何かあればナースコールを押す。普通はナースコールを通して、大声で「中園さん、どうしたのですか」なんてやり取りをした後、必要があれば看護師が病室に向かう。私は聞こえないのでナースコールを押し続けて看護師が来るのを待つ。ところが、看護師の中にはその都度、ナースコールの通話口に向かって何度も「中園さんどうしたのですか」と話しかける人もいるようだ。口の悪い看護師になると「何度言ったら分かるの」と聴覚障害の患者に向かって怒鳴り散らす人もいる。

いずれにしても、人生の途中で事故や病気で「話せるが完全に聞こえなくなった人」もいることを知らない医療従事者は意外と多い。繰り返しになるが、「聞こえにくい」のではなく、「聞こえない」のだ。

D　すべての聴覚障害者は筆談で通じる？

①不就学者と筆談

時々、聴覚障害者から手紙が来る。文章が間違っていることに本人が気づかないまま手紙を書いている人もいる。手紙の一部だ。「きみが先天性の難聴障害者の社長さんですか？　自分とよく以った同じ難聴障害者そうだと思う。今年、二月十四日、NHKニュースで放送したんです。……」（原文ママ）のように、て・に・を・はなどの間違いはあるにしても意味がつかめるので、こちらは可愛いほうだ。

もっとも、不就学者とろう者の中には筆談が苦手という人も多い。「医療従事者から状況をメモに書いてくれ、と言われたが、生まれつきなので、文章で伝えるのは苦手」と。

一方では、文章を読めない人もいる。読めてもその言葉の意味がつかめない人もいる。特に難解な裁判用語や医学用語は私も理解できない。

中途失聴者と難聴者は個人差があっても基本的には読み書きに関しては問題が少ない。ろう者は一般的に言って読み書きに苦労している人も多い。普通の新聞が読めない人から会社の通達が読めない人まで様々。聾学校では二〇年以上前は「九歳の壁」という言葉に象徴されたように、読み書き、つまり「読解力」は小学校四〜五年レベルを超えられなかった。今は補聴器も進歩し、聴覚障害教育もレベルアップして、読み書きの能力も向上し、中には東大や京大に合格した人もいるが、平均はやっと中学レベルに達したと思う。特に五〇歳以上の聴覚障害者の中には自分の名前、住所など以外はほとんど書けない人もいる。いわゆる「不就学者」。新聞を読んでいるような人でも、実は写真を見て適当に判断しているようなものだ。ちょうど、英語が分からない人が英文の新聞を読んでいるのと同じ感覚だ。こういう人が手術の案内書を読み解くことは至難の業と言わざるを得ない。ヘタに理解すると命に関わる場合もある。こういうときは本人や「不就学者」のことをよく知っている手話通訳者を間に立てることが大切かも知れない。また、「不就学者」の中には、本人の周りの人だけと通じるホームサインを使用している人もいる。この場合はその知り合いを間に立てるしか解決方法はなさそうだ。

一方、文章の読み書きが困難な人もいる。漢字にはルビを振れば、ある程度、理解できる人もいるが、それよりも特に普段使わない難解な言葉は分かりやすい言葉に変えるか、また、全体としては中学生にも分かるように工夫してもらいたいモノだ。一〇〇％正確に伝えることは難しいと思うが、努力するしかないのが現状のようだ。

②医者のための筆談？

「アマリールを見せてください」なんて書かれても何のことだか分からない。後で聞いたら血糖を下げる薬だとか。「ムーベン飲んでください」と書かれても何のことか分からない。「日本語に変えてください」と言うと「経口腸管洗浄剤」。今度は何と読むのか、さらに、意味もわからない。また、食事時間に「これから常菜を配ります」と書かれても読み方が分からない。「じょうさい」と読むらしい。今度は意味が分からない。けど、医療従事者はそんな言葉を平気でポンポン使う。こちらは素人なのだから分かりやすく書いて教えてほしいモノだ。これは指文字で表しても同じだ。

それから、医療従事者だけに限ったことではないが、時々、判断しにくい言葉を書くときがある。「来週は退院できるかも知れない」とか「痛くならないこともない」とか。これは聴者は音声言語のほとんどを耳で聞いて覚えるし、それをそのまま文字に変えているだけに過ぎないが、ろう者はそういう音声言語の構造を理解することは難しい。専門家の専門家による専門家のための筆談という感じがする。

願わくは、分かりやすく言い換えるとか、それぞれの言葉の隣にイラストなども用意していただければそれだけでも助かる。

③読めるならよいのか?

視覚障害者はしばしば、「座頭市《ざとういち》のように他の感覚が特別に発達している」と言われている。同じように目がやられているだけに他の想像を超えた感覚機能が働くと信じられている。同じように聴覚障害者は耳がやられているだけに視覚で補えると信じられている。「人間のコミュニケーションは言葉による会話」と思っている人も多い。聴覚障害者にとっては文章の読み書きができれば言葉には問題はないとされている。

聴覚障害者でも、視覚による会話ができればコミュニケーションが成立していると考えがちであるが、実際には会話も耳からの情報があって初めて成立している部分が多い。前述したようにジェスチャーやイントネーションをはじめ、さまざまな「聴覚情報」で補われているのであって、決して言葉の会話だけで成り立っているわけではない。

人の感情や考えを伝えること、これがコミュニケーションであるが、その手段としては言葉と文字が代表的なものとされている。特に、言葉（音声言語）による情報は第一義的なものと考えられ、視覚障害者にとっては言葉を発したり聞いたりすることができるので、人間としての第一義的な言葉による情報伝達には問題がないとされている。ところが、「しゃべれて聞こえたらコミュニケーションができている」つもりであっても、実は普段はあまり意識せずにさまざまな周囲情報を目で得てコミュニケーションをしているのである。たとえば、人と会話をしている場合、当然ながら声の聞こえる範囲に相手がいることを前提にしているが、相手の表情を見て、「口ではこんなことを言っているが、この顔つきでは違うようだ……」と別の情報をも得て「コミュニケーション」したりしている。同じようなことが筆談にも言える。要するに「読めればよい」というだけではすまされない面もあることを知ってほしい。

④筆談の長短

一九三頁の「万能のコミュニケーション手段はない」とも関連するが、補聴器だけでは聞き取りにくいとか、手話や口話では伝えにくい場合もある。また、手話や口話や補聴器を通してのやりとりはその場で消えてしまう。この点、筆談したモノは記録として残るのが最大の特徴と思う。だが、欠点もある。人間は前述したようにあらゆる形でコミュニケーションしているのである。文字では肯定的に書いているが、顔の表情を見ると否定的だとか。また、時間的な制約があり、お知らせ言葉になりやすい。また、暗いところでは役に立たないという制約もある。

E　聴覚障害者は口話（読唇）が上手？

口話、読唇という方法は話し手の唇の動きや口形を読み取って話し手の言葉を理解する方法だ。道具の必要もなく口の動きを見ていれば話が読みとれるということでは手軽な方法である。聾学校では長年《ながねん》にわたり活用されてきたが、全神経を集中させなければならないため、長時間の会話には向かない。せいぜい一〇分程度が限界だろう。距離、位置、周囲の明るさなどによっても様々な制約がある。この制約は手話よりも大きい。

医療従事者の中には口話をたやすくするために「外国で実用化されている透明のマスクを使

用すればよい」という意見もあるが、これもお勧めできる方法ではない。
物理的な問題もある。レントゲン室のような離れたところでは会話も分からないばかりか、マスクをしたまま暗いところで検査する眼科や内視鏡検査などのときは役に立たない。それにもかかわらず、「聞こえないのですね。では口許を見てください」という医療従事者は意外と多い。

口形だけでは判読できないという問題もある。なぜなら、卵・タバコ・なまこなどは口の形はまったく同じだ。「私はお弁当を持ってきました」「私はお便所を持ってきました」とか。

特に唇の形が似ている言葉はジェスチャーなどを併用することが望ましい。栄養相談のとき、こんなこともあった。栄養士が「クロスを飲んだ方がよいですよ」と。私は「クロス（十字架）を飲んでどうするのか」と聞いた。栄養士は「黒酢（クロス）」と筆談。

聴者は喉からの声を聞いているので分かるが、聴覚障害者は口の形を見て判断するだけだ。

同音異義語も多い。「視覚」「資格」「四角」「死角」と間違いやすい言葉が多い。まして、「橋の端を箸を持ってわたる」などは判読しづらい。先生から「そこの法規を持ってこい」と言われたこと

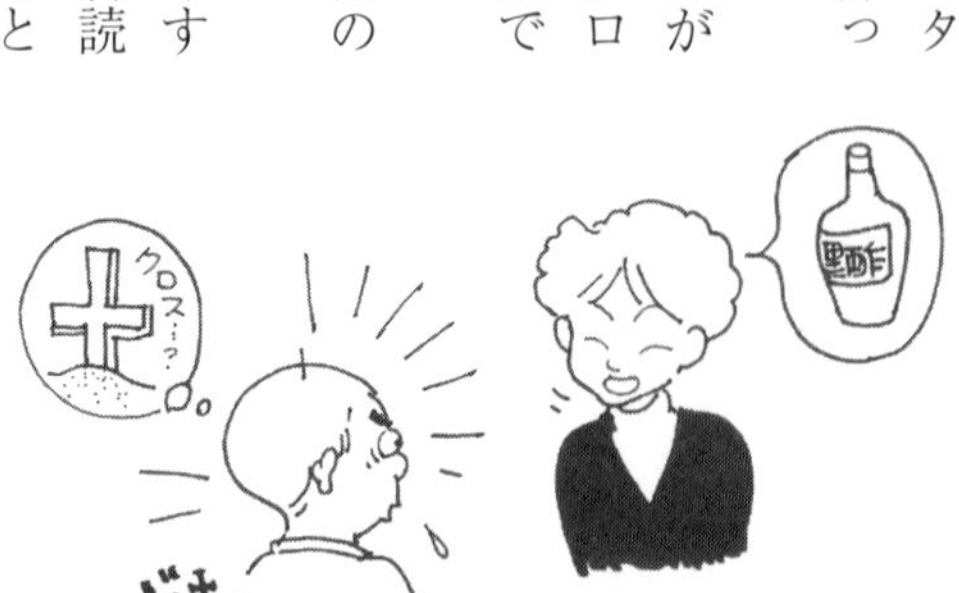

を「箒《ほうき》」と唇を読んで、箒を持参して怒られたこともある。「しんだいしゃてはいたのむ」と口を動かしても「寝台車、手配頼む」なのか「死んだ、医者、手配頼む」（縁起でもないなあ）、どちらか分からない。口話法はただ疲れるだけだ。その都度、口話法の問題を説明する。

以前、私が聾学校の先生を前に口話法で話を試みたことがある。そしたら「声が出るのだから声を出せ」と叱られたこともある。口話のプロを自認している先生も読み取れないのだ。こんな矛盾をはらんだ口話法だ。

どうしても、この方法を採らざるを得ない場合は、相手の口許が見え、唇の動きをはっきりさせ、ゆっくり話すこと、さらに、ガムをかみながら、マスクをしたまま話したりすることはやめてほしい。一度、話しても分かりづらい言葉、普段、使われない言葉などは紙に書いて伝えるなどの工夫が必要だ。手話やジェスチャーや絵などと一緒に使えば、意味や内容がより明瞭に伝えられる。

いずれにせよ、口話法は聴者にとって一番便利で楽な手段だが、聴覚障害者にとっては一番難しいコミュニケーション手段だ。私は講演先などでも口話法は「暗号解読作業」とか「視線はりつけの刑」と酷評している。それよりも、「テレビの音を消した状態でアナウンサーの口許を見て、何を話しているか、読み取れますか」と聞いている。「言われてみれば、そのとおり」と返事が返ってくる。

下手をすればトラブルを起こすもとになるし、コミュニケーションのすれ違いにより、人間関係が崩れることもまれではない。その意味でもあまりお勧めしたくない方法だ。あくまでもコミュニケーションの補助的な手段にとどめるべきだ。

うなずきは要注意

番外だが、さらにこんな問題もある。

様々な聴覚障害者とつきあっている私も含めて、要約筆記、手話通訳者なども錯覚しやすいことだが、その聴覚障害者が「ウンウン」とうなずいたら、「分かった」と肯定的に判断しがちだ。こういう場合「分からないことが分かった」と判断したほうが正解かも知れない。これは重要なことだから三章でも述べる。

例えば、手術に関しては手術案内を渡すと共に口頭でも同文を話し、最後にサインさせているところが多くなっている。案内の内容をきちんと理解したのかどうか、看護師がきちんと伝えたのかどうか、二重にチェックしながら進めている医療機関もあるそうだ。「確認する」意味合いもあるという。万一、説明が漏れて患者を死亡させたりするとそれだけでも医療機関の信用に関わるからだ。

ところが、聴覚障害者（私の場合だけかも知れないが）は説明書だけ渡され「よく読んでサインしてくれ」とすまされる場合が多い。文字は読めてもその意味を理解しないまま捺印してしまうこともあるということだ。これはヘタすると命にも関わる重要なことなので、あえて指摘しておきたい。

聴覚障害者と話をしたとき、時々「今、話したことが分かりましたか」と聞くと「今、話したことが分かりましたか」という返事が返ってくることがある。これは単にオーム返しをしているだけにすぎない。つまり、分からないことが分かったのではないかと理解し、質問を変えるなり、手話に変えて質問するなり、別の方法で聞き返すしかない。

例えば、医者から「九時以降は水、お茶以外は飲んではいけません。分かりましたか」という話に対して、聴覚障害者は「分かりました」と答える。もちろん、手話通訳を通しての返事だ。それにもかかわらず、同夜遅く、ビールやお酒を飲んで、翌日、医者を困らせたというようなことが時々ある。手話通訳者も「あれほど、説明したのに!!」と怒る。医者の指示を守らなかったためその日の検査は流れてしまう。

ベテランの手話通訳者などはその意味と背景を知っている。

私は学校で口話教育を受けた。つまり、唇の動きを読んで話し手とコミュニケーションする方法だ。口話法は「視線はりつけの刑」とか「暗号解読作業」と言うほど面倒なことだ。先生の唇が読めたら「おりこうさん」と誉められる。読めなければ「バカ」扱いされる。正直に「分かりません!!」と答えるとビンタが飛ぶわ!! そのうちに鼻血は出るわ!! 本当は分かっていなくてもよい。いつの間にか「分かりました」と言って逃げるコツを自然に身につけていった。嘘でも「分かりました」と答える習慣は成人した後も続いている。本当に悲しい習性を身につけてしまったものだと思う。こんな人間に誰がした？

医療現場で本当は分からないのに「分かりました」と答えた結果、墓穴を掘ってしまったら一番損するのは自分自身だと悟れる聴覚障害者は、一体何人いるのだろうか。

医療従事者は「分かりました」とか、サインをしたということは、意味も含めて了解したと思うのが普通だろう。分からないことが分かったという意味を理解させるのが大変だ。

特に手術の説明は、聴覚障害者の特性を熟知し、かつ医学に明るい手話通訳か、手話のできる医師または看護師などによる説明が無難と思う。重複障害者は本人の生活の中からつくられたホームサインを知っている人を間に立てると良い場合もあるようだ。その上で、サインや捺印を。だが、一番の問題はこうした説明に熟練しているプロが圧倒的に少ないこと。プロを養成することが先決かも知れない。

ほとんどの医療機関は、特に「インフォームド・コンセント」が始まってから情報開示はこれまでにも増して積極的になった。患者の立場ではよいことだと思う。けれども、内容がきちんと把握できているかどうかは別問題だ。特に聴覚障害者でコミュニケーション障害がある人には、時間をかけて説明することが大切と感じている。

F　すべての聴覚障害者は手話で話す⁇

気分的にもリラックスして瞬時に感情や意見を伝え、離れたところからも読み取れるので、コミュニケーション手段の中でも有用度の高い手段としても使われているのが手話。ただし、逆もある。他人に知られたくないことでも（手話を理解できる）他人には読めてしまう場合もあるが。

①手話は世界共通⁇

最近、テレビドラマには何かにつけて手話が登場している。講演会、会合などには手話通訳をつけることが当たり前になっている。テレビ、新聞などで聴覚障害者関係のニュースが報道されると、必ず手話つきの写真や映像が登場しているくらいだ。手話通訳さえ用意すればコミュニケーションは解決できると信じ込んでいるのではなかろうか。医療機関においても同様だ。だが、身体障害者手帳を持つ聴覚障害者のうち八五％は手話が理解できない。

また、医療従事者や福祉関係者は、手話を「世界共通の言語、ないしコミュニケーション手段」と受け止めているようだが、これも誤解だ。英語がその土地の生活や文化の中で生み出された言葉であるのと同じように、手話もその生活や文化の中でつくられたモノが多い。「頭が痛い」、「腹が痛い」など、人間に共通する部分は基本的に世界中でほぼ、共通しているが、それ以外の言葉、例えば「食べる」という手話はどのようにして表すのかというと、米国では「フォークを持って食べる」仕草《しぐさ》を、インドでは「カレーを素手で食べる」仕草を、日本では「箸《はし》を持って食べる」仕草をしている。

厳密に言うと同じ英語の手話でも米国手話（ＡＳＬ）と英国手話（ＢＳＬ）とでは表現が異なる。また、韓国や台湾では旧日本による植民地政策が取られた。これは現地の聴覚障害教育にも表れていた。この関係か現地の手話と日本の手話がミックスした例もある。その国の聴覚障害者に会うと通じる場合もある。さらに、私たちが普段使用している手話も地域によっては表現が異なる場合もある。同じ日本語でも、ちょうど関西弁と大分弁などの方言が存在するように。この点も知っておくことが大切だ。

②手話は聴覚障害者の言葉？

手話は聴覚障害者の言語と言われている。確かに音声言語とは別の体系をもった独自の言語でもあるが、中途失聴者にとってはコミュニケーション手段と見た方が妥当と思われる。言葉は人間が各自の意思を伝え合うためにつくられたものである。当然、世の中に聴覚障害者が二人以上いて補聴器もなかった時代では身振り（ジェスチャー）など何らかの形で視覚言語、厳密に言えば、手話的なコミュニケーション方法が存在していたと考えられる。

我が国で聴覚障害者教育が最初に始められた明治十一年（一八七八）年から口話教育が導入される昭和の初期までは手話中心の教育だった。その「手話」は、口話教育の導入と共に次第に「手話は卑しいもの」、「言葉ではない」といった偏見から排除されていった。手話が聾学校教育から排除された昭和の初期には、手話を使う教員は解雇され、手話を使う生徒は退学処分になった。一般社会でも、手話を使う人には「落伍者」の烙印が押されてきた。そういう中でも財団法人全日本ろうあ連盟などは手話を守り続けてきた。ろう者の運動は政府も動かした。厚生省（現・厚生労働省）が、昭和四十五（一九七〇）年に手話奉仕員養成事業を開始し、昭和五十二（一九七七）年にＮＨＫが「聴力障害者の時間」（現在は「ろうを生きる。難聴を生きる」）の放送を開始した頃から、世間の手話に対する見方は徐々に変わってきた。

手話の言語的な研究は欧米では百年以上前から始められているが、日本では二〇年くらい前から始められたばかりだ。いずれにせよ、手話は聴覚障害者の存在を社会的に認知させることに貢献したのであり、これまで、「日陰」に置かれていた聴覚障害者の存在を「日向」に置いたのだ。この功績は大きい。

③手話の評価

次に同じ聴覚障害者でも「ろう者」と「難聴者・中途失聴者」とでは、手話に対する認識は大きく異なる。

ろう者は基本的には手話を音声言語とは独立した言語と位置づけ、「手話文化」や「ろう文化」という言葉があるように手話を母語として独特の生活習慣、文化、独自のコミュニケーション方法などを形成している。そして、自分たちが「ろう」であることを誇りに思っている人々も多い。もともと聞こえない人間として生まれてきたのだから、それが普通と思っている。

こういう人々は、「障害者」という認識がほとんどない。情報伝達としてはどちらかというと文字より「手話」で伝えられることを欲している。医師や教育者や親によって「人工内耳」を強制させられることに反対するグループもある。社会的な情報保障としては手話通訳の充実を要求している。要するに「ろう者にはろう者の言葉があり、文化や生活習慣があり、それなりに社会参加する権利がある」と。それ故に、独自のグループを形成している。どちらかというと聴覚障害者協会に近い。その全国組織が財団法人全日本ろうあ連盟。

一方、中途失聴者と難聴者は日本語を母語として育ち、人生の途中で失聴したので、「障害者」という意識がある。モノの考え方は聴者とほとんど変わらない。情報伝達は裸耳または補聴器を通して聞こえる難聴者は「より聞こえる」ことを欲している。社会的な情報保障としては要約筆記者や磁気誘導ループなどの補聴システムの充実を要求している。補聴器の恩恵にあずかれない難聴者・中途失聴者は「より視覚的な方法」を欲している。また、補聴器の恩恵にあずかれない完全失聴者の中には人工内耳を求めている人も多い。どちらかというと難聴者・中途失聴者協会に近い。この全国組織が社団法人全日本難聴者・中途失聴者団体連合会。

④日本手話と日本語対応手話

全国各地で手話講習会が開かれ手話サークルが誕生している。その数は千団体以上になるようだ。福祉系の専門学校などでは手話を正規のカリキュラムに取り入れているところも増えている。中には聴覚障害関係では手話だけを教えているところもある。⑴「日本語対応手話」（日本語文法的手話）、⑵「日本手話」（日本語非文法的手話）、⑶その中間的手話のいずれか。ほとんどのところでは、中間的手話を教えている。それ自体、悪いことではないが、そこで習った学生の中には「聴覚障害者＝手話で話す」と理解している人も多い。しかし、実際に聴覚障害者に会った卒業生の中には「学校で習った通訳方法が通訳場面では使えなかった」ということで、ショックを受けて、この方面の仕事に就くことを辞めた人もいる。問題は、別のところでも記すが、手話といっても日本手話、日本語対応手話、中間的手話があることだ。

日本手話は基本的に意訳だ。つまり、相手が話したい中身を簡潔に通訳する。裁判、ビジネスなどは基本的に逐語通訳する。中間的手話は両者の真ん中に属する。

文章の意味をつかみにくい人に、例えば「飢饉《ききん》」を指文字で表したところで、その意味をつかめる人は少ない。こういう場合、「日本手話」を表す人はおそらく「太陽が照り続けて、雨が降らず、食べ物がなく、死ぬに近い」と表現するはずだ。俗に意訳というもの。意訳を好む人にはそれでよい。意訳は本人に分かるようにまとめられてしまう。それから「糖尿病」という手話は「甘い」＋「尿」＋「病気」と表現する場合が一般的だ。しかし、ろう者の中には「あまいおしっこ⁇　どんな病気か⁇」と思う人もいるかも知れない。

しかし、日本語が理解できる人々（その多くは難聴者・中途失聴者）には「日本語のパズルを解くことにつきあわされているようなモノだ」程度の問題もあるが、特にビジネスは会社の将来にも関わるし、医療場面、司法場面などではヘタをすると人命、人権にも関わる。通訳の仕方によってその人の一生が左右される場合もある。厳密に言うと手話を使う聴覚障害者も様々なので、通訳される相手（聴覚障害者）に合わせて、使う手話を使い分ける技術も身につけておきたいモノだ。特に重病とか、事故時の場合は。その時、その時が、真剣勝負だ。臨機応変に臨む必要がある。受付、簡単な問診、検査程度に必要な通訳技術であれば、町の手話講習会を二～三年くらい受ければ習得できるだろうが、手術などの通訳になると手話通訳士の資格を持ち、しかも医師、看護師、レントゲン技師になるための基礎勉強をした人でないと責任のある通訳は難しいのではなかろうか。

ちなみに米国では百年以上の歴史があり、言語としての研究や手話通訳の訓練なども進んでおり、手話通訳者も語学通訳者と同じく、医学、司法、大学など専門別に用意されている。日本はこれからだと思う。

⑤中途失聴・難聴者と手話・指文字

残存聴力を活用できる中途失聴・難聴者でも医療機関にかかり、最初にぶつかる壁はコミュニケーションの困難さだ。これを解決するための方法としては、補聴システムを活用できる難聴者は磁気誘導ループや赤外線視聴システムなどを活用する方法もある。それ以外のコミュニケーション手段は口話（読話・読唇）、手話・指文字、筆談など視覚的手段に頼るしかない。

最近、若い中途失聴・難聴者の中にも手話を受け入れる人が増加している。よいことだと思う。しかし、一般的に言って中途失聴者と難聴者の「手話」の習得は容易ではない。それは次のような理由による。

(1)第一に、聴者として社会生活を営んできた経過があるだけに、突然の失聴によるショックが大きく、「障害の受容」が困難。そのため、これまでの音声言語に固執して、手話・指文字を覚えようという積極的な生き方には進みにくい。

(2)「筆談」という方法で用が足りている、という考え方から抜けきれないでいる。

(3)難聴者の六五%以上は老人性難聴者。高年齢のため手話を学びにくい人も多い。

(4)区市町村の聴者中心の手話講習会では、受講することはできても、要約筆記などもつかないので習得が遅い。

(5)区市町村の手話講習会では講師によって手話表現がまちまちである。特に「日本語対応手話」(日本語文法的手話)や中間的手話ではなく、「日本手話」(日本語非文法的手話)を教えている場合は、それまで話し言葉を用いてきている中途失聴・難聴者にとっては新たに言語を取得するのと同じで、一層の困難が増す。(※解決方法としては、東京や大阪や京都などで実施しているOHP要約筆記などを併用した中途失聴・難聴者向けの手話講習会が必要になる。)

(6)聴者中心の家庭で生活していて家族が手話を覚えて使わないと、本人がせっかく習得しても活用されない場合が多い。若い人の場合は、個人差はあるものの三カ月~一年くらいで日常会話に必要な手話をマスターするが、高齢者は順調にやっても三年くらいはかかる。習得時間や習熟度の点から言えば、特に高齢の中途失聴・難聴者ほど手話の有用性は低い。しかし、「筆談」のみに頼るよりは、「手話」も習得してコミュニケーションの効用を限りなく拡大するよう努力してほしい。これは身体や頭を使うので健康のためにも良いと思う。手話を活用する人々は精神年齢が比較的若いと言われているのはそのためだろうか。

G 万能なコミュニケーション手段はない

おさらいをしたい。人間が人間らしい社会生活を営むうえで、もっとも大切なのは、コミュニケーションである。

補聴器は音を耳でとらえ、話し言葉に直接ふれることができる点ではベターな方法だ。残存聴力がある難聴者にとっては有効な手段であるが、一度に大勢の人が話すとか、騒音のある環境では聞き取りに苦労する場合が多い。

口話は「暗号解読作業」に等しい。口で話すことは、あらゆるコミュニケーション手段の中で聴者にとっては一番「楽な方法」であるが、聴覚障害者にとっては一番「辛い方法」だ。家族とのやり取りでも生活に必要な最小限の言葉しか伝えられないことが多い。また、暗いところでは役に立たないという欠点もある。

「筆談」で間に合っているからいい、と言う人もいるが、これも「口話」と同様に、必要最小限の情報以外は伝えにくい。おまけに話のニュアンスまでは分からない。それに、夜間や歩きながら、また内視鏡検査室など暗いところでは無理、という欠点もある。

「手話」は「口話」よりは分かりやすいし、精神的・肉体的な負担が少ないという長所もある。その手話も例えば、時間、時、場合などは表現が同じなので、区別するためには口話と一緒に使うことが大切だが、内視鏡検査など暗いところでは役に立たないという欠点もある。

聴者が日常使っている音声言語も普段は何気なく使っているが、離れていると聞こえない場合もあるし、機械室などうるさいところでは役に立たないとか、特に新幹線などでは窓越しに話されてはコミュニケーションができない、という欠点もある。

このように、音声言語も含めて、どの手段をとり上げても一長一短がある。残念ながら唯一無二のコミュニケーション手段はない。様々なコミュニケーション手段をＴＰＯに合わせて活用していくしか解決方法はないと思う。

H　情報を伝えることの大切さ

抜糸は「ばっし」、と読むらしい。私は社員のヨネコに指摘されるまでは間違えて「ぬきいと」と読んでいた。普通なら耳から聞いて、読み、相手や場所によって使い分けるのだが、聴覚障害者には正確な情報が入らない場合も多い。よくあることだが、地方から上京してきた人々の中には「日暮里《にっぽり》」を「ひぐれさと」と読んだり。東京では「三田」を「みた」、と読むが、兵庫のように「さんだ」と読むところもある。「河野」は「かわの」と読む場合と「こうの」と読む場合がある。このように地名や人名は聞こえる人でも間違いやすい。単語で言えば、例えば、宝物殿は「ほうもつでん」と読むらしい。しかし、私は「宝物」は「たからもの」と読むことから、最近までは「たからものでん」と間違えて読んだり、過去に覚えた言葉をそのまま記憶している場合もある。こういうときは手話通訳者や要約筆記者も注意して、遠慮なく、正しい読み方を教えてあげてもらいたい。聴覚障害者は教えてもらわない限り、正しく覚えることはできない。ついでながら、「聞こえないのだから仕方がないよ」とか、「あいつ、日本語がおかしいのではないか」「バカ」などという言葉を出すのは止めてもらいたい。

それから、間違った知識は教えないでいただきたい。私は小さかった頃、「赤ちゃんはどこから生まれるの?」と聞いた。答えは「コウノトリが運んでくるのよ」。母が話したことをそのまま信じた。五歳の子どもがそのように答えたら、「メルヘンがあっていいね」と笑ってすませられるが、一五歳の人間が答えたのだから「あいつ、バカじゃないの!!」

カロリー制限。今まではこういうことには興味がなかった。というより、どんな意味があるのか分からなかった。学校ではもちろん、家族からも習ったことはない。妻は栄養に関することは驚くほど知識がある。「どうしてここまで知っているのか」と聞くと、テレビやラジオ、あるいは何気ない自然の会話の中から、あらゆる情報を仕入れて物事の判断をしているようだ。ところが、聴覚障害者の場合は「学習」、すなわち、教えてもらわないと身につかないのだ。私もいろいろな人から「聴覚障害者にしてはいろいろ知っていますね」と時々言われる。手話通訳者などから「見て分かる形で」情報を仕入れているためと思う。情報を提供してもらい、初めて自分の血になり、肉になると思う。その意味では手話通訳者や要約筆記者は情報の入りにくい聴覚障害者にとっては「耳代わり」だ。

I　通訳派遣・モラル

通訳には「派遣制度」と「設置制度」がある。前者は学校、病院、ＰＴＡなど聴覚障害者が必要とするところに派遣すること。後者は福祉事務所、社会福祉協議会などに設置して必要に応じて通訳すること。人口の多い地域では、設置通訳を用意しているところもあるが、どちらかというと派遣通訳が多い。ほとんどの自治体が公費による手話通訳者の派遣をしている。手話ができる聴覚障害者は手話通訳者と一緒に病院に出向くようになってきた。

手話のできない人には要約筆記者が必要なのだが、要約筆記者の歴史も浅く、人数も少ないので、要約筆記者の派遣に応じられる自治体は少ない。現在のところ、京都府くらいだ。必要な人は個人的に依頼して同行してもらっている例が多い。

医療機関で設置通訳を用意しているところは、市立札幌病院、市立釧路総合病院、勤医協札幌病院、八戸市立市民病院、竹田総合病院、石川県立中央病院、静岡市立清水病院、市立四日市病院、琵琶湖病院、琵琶湖クリニック、京都市立病院、京都市身体障害者リハビリテーションセンター附属病院、大阪市立総合医療センター、大阪府立急性期総合医療センター、大阪大学歯学部附属病院、広島赤十字・原爆病院、広島市民病院、田川市立病院、麻生飯塚病院など。

民間では孫歯科医院、君島歯科医院、花咲歯科医院、浮間中央病院、北千住西口みみ・はな・のどクリニック、双葉会診療所、聖ヨゼフ病院、膳所診療所、石立クリニックなど。

以上の医療機関には看護師の資格を持った手話通訳者が常駐して、毎日通訳している。多くの医療機関は予算の関係か、曜日・時間を決めてパートでやっているようだ。そのため、特に事故や急患時などには対応できないという問題もある。二四時間三六五日体制が望ましい。手話通訳士（前・日本手話通訳士協会会長）の石原茂樹氏は「聴覚障害者にとって病院は、手話通訳者の都合に合わせて行くところであって、自分の行きたいときに行って自由に受診できるところにはなっていない」と報告している。全くそのとおりだと思う。

J　現場の悩み

医療従事者と懇談している中で聞かれる一番の悩みは、「救急を含んだ医療現場で使えるようにという目的で手話を学んだが、聴覚障害者と本当にコミュニケーションできるのかという不安がある。講習会を終了して、これでおしまいにしてよいのか。院内に手話サークルをつくり、さらに研鑽を重ねたいが、時間も立場も違う職場だし、どうしようかと悩んでいる」とか「せっかく手話を覚えたのに、聴覚障害者に巡り会うチャンスがない。忘れてしまいそう」と嘆いている人々もいる。

K　要約筆記者の養成と派遣

①派遣体制

手話のできない聴覚障害者への情報保障やコミュニケーション保障は、一般的に要約筆記とかノートテイクなどと呼ばれている。こちらは手話通訳などに比べて絶対数が足りないこともあって、この派遣は全国的に団体の会合などに限られている。そういうなか、京都市では聴覚障害者の社会参加を促進するため、新たに役所や医療機関など公的機関を訪問する場合にも派遣されるようにした。配置が必要な理由は次のとおり。

・医療機関などの人命に関わるところでは、設置通訳だけでは時間的に間に合わない場合もある。特に夜間や急な依頼など。
・聴覚障害者のうち八五％以上が手話を理解できない。
・医療機関、裁判所、税務署などでは専門用語も多く、専門知識を必要とする場合も多いので、しっかりしたカリキュラムに基づき、訓練を積んだ人による情報保障が必要になる。

②法的根拠

要約筆記者の養成、派遣については余り知られていないので、国の制度も含めて簡単に説明しておきたい。

昭和五十六（一九八一）年に厚生省（現・厚生労働省）は、在宅身体障害者社会参加奉仕員養成事業に「要約筆記奉仕員養成」を、引き続き昭和六十（一九八五）年には「要約筆記奉仕員派遣事業」をスタートさせた。

要約筆記者の派遣については、身体障害者福祉法第四条の二第一一項で手話通訳等に定義されている。身体障害者福祉法施行規則第一条の七の省令にも記載され、手話通訳と要約筆記は対等だ。

平成十八（二〇〇六）年に施行された障害者自立支援法（第七十七条）でも手話通訳等の派遣事業が始まったが、手話通訳者派遣事業、要約筆記者事業と並んでいる。

手話活用者のためには手話通訳派遣制度があり、都道府県レベルでは身分保障などの問題は残しているが、一応確立されている。区市町村レベルでは今後の課題だ。施設、交通機関において手話通訳者を配置しているところは福祉事務所、役所、デパートを中心に増加しているが、全体の一％にも満たない。要約筆記者に関しては専門的な知識や技術を必要とする場合は派遣制度を利用するが、それ以外は筆談で間に合わせている。筆記通訳者の絶対数も不足しているので公的な説明会、会議や講演会など以外は派遣できていない。今後の課題だ。

手話通訳者のほうは、基本的には「いつでも、どこへでも」派遣されるようになっているのに比して、「筆談くらいは誰にでもできるはずだから現場の人に手伝ってもらえばよい」という行政サイドなどの姿勢からも、筆記通訳者の個人派遣は立ち遅れている。

手話が特にろう者の必要から生まれた手段であるのに対して、筆記通訳は「話せるが、聞こえない」中途失聴・難聴者の必要性から生まれたものという事実をふまえたうえで、行政が中心となって関連事業を充実すると同時に、その裏付けとなる財源を増やすことを切望する。

③養成機関

中途失聴・難聴者を対象にしたコミュニケーション支援や要約筆記に関して研究や養成をしている大学は下記のとおり。ただ、「障害学」やボランティア講座の一環としてやっているところや学内の要約筆記サークルを支援しているところが多いようだ。ヤフーやグーグルあたりの検索で「要約筆記・大学」で検索していただきたい。調べた範囲では左記の大学がヒットした。広島県立保健福祉大学、静岡福祉大学、静岡福祉大学短期学部、城西国際大学、高知大学、愛媛大学、専修大学、吉備国際大学、兵庫教育大学、立正大学、中部学院大学、長野大学、日本福祉大学など。

まとめて要約筆記と言うが、話し言葉を文字に変換したりするシステムは、間にオペレーターを置いてやるサービスは米国あたりで進められている。日本でもその方向で研究しているメーカーや研究機関もある。あらゆる形で音声を文字変換するシステムの確立も今後の課題になるような気がする。

五章「誤解の多い医療機関」——敷居が高い医者

A　医者優先の社会

昔から医者は敷居が高いと言われている。一旦、医療機関にかかると「患者は弱い立場」だ。手術になると、言い方は悪いが「まな板の鯉」にされてしまう。こういうときこそ、「インフォームド・コンセント」は重要になってくる。特に、「コミュニケーション障害」「情報障害」「関係の障害」をもつ聴覚障害者に関しては、過半数の人が「不安」「不満」を訴えている。ベン・ケーシー的な医師がほしいと言うのは私だけではあるまい。

「聞こえないので、筆談でお願いします」と言うと、患者から十分なことも聞かず、ろくなこともせず、「薬を処方しますから」、「次の来院日は○○日です」。それで、お・わ・り。そんな医師は少なくない。

最近の医療機関は医師、看護師、事務員をはじめ全員が「腰が低い」。いつでも、どこでも、すれ違いでも、患者に向かって一礼する。いつ、どのようにして変身したのか知らないが、「医者優先から患者優先」にイメチェンした。サービスが向上したことは患者にしてみればよいことだ。まるで「患者は神様だ」。サービス精神が旺盛な航空会社やデパートの店員と同じ。以前はあまりにも事務的すぎて考えられなかったことだ。

私が入院した医療機関の入口には、いつの間にか、「誠意」と書いた色紙を玄関先に掲げている。病室でも簡易筆談器を使って「何か辛いことは?」「困ったことは?」など積極的に聞いてくる。こういう患者本位の病院が増えてほしい。テレビドラマのタイトルではないが、「困ったときは病院に行こう」と言えるような医療機関が増えてほしい。

財団法人日本医療機能評価機構がその改善に寄与したことは否定しない。

話がバリアフリー・ユニバーサルデザインや障害者の商品・サービスなどになると、「かまってくる」。病室に持ち込んだ簡易筆談器や発光タイマー、ＬＥＤ（発光ダイオード）付き電光文字表示器にしても「これ、ちょっと貸して。科長や他のナースに見せてくるから」と借りていった人もいる。「これはいいね。けど、私の権限ではできないので科長を通して、総務課長に持ち込んでみる」と言った人も。だれかが興味を持ち、以心伝心で上層部にも伝わり、医療機関が変身をとげ、誰もが安心して過ごせる、「患者本位」の医療機関がつくれたらいいなと思う。積極的な医療従事者が増えてくれたら、障害者はどんなに助かるかなあと思う。話したところで、首になることはないのだから。

一方、看護師の責任者の反応はどうか。様々な患者に接している関係か、「こういうのがあれば患者さんは助かるね」など評価してくれるが、それでお・わ・り。

ここまで書いたので、続きを書きたい。

B　医療機関の反応

これまで東大病院、東京警察病院、昭和大学病院、個人医院などの知り合いの看護師、医師に医療機関における情報バリアフリーの推進の話をしてきた。結論から言うと、手話のできる医療従事者は「医療機関に手話のできる医療従事者が必要」と言う。これには同感。手話以外の情報バリアフリーについては、呼び出しの配慮、手話のできない難聴者のための配慮なども必要と思うが、医療機関に手話を広げるだけで精一杯なのか「ほとんど頭の中にない」感じだ。ちょっと寂しかった。

一方ではこんな話も仕入れた。肩書きによって決済する金額の権限を持っていると。平《ひら》はいくらまで、科長・課長はいくらまでと。職権購入という。それも医療機関と他の施設では扱うゼロが一つも二つも違うようだ。医療機関は何百万円どころか、CTは一億円、胃検診機は一千万円もする。これらの購入決定も、課長の判子一つでOKのようだ。その権限をフルに生かしている人もいる。簡易筆談器「かきポンくん」は二七〇〇円、LED付き電光文字表示器は一一万円から、発光タイマー「PiPa」は一八〇〇円。この程度のモノなら担当者の判子一つで購入は簡単なはずだが、そうもいかないようだ。バリアフリー・ユニバーサル商品とか障害者関係の用品については異口同音に「ウーン」。新しいもの、これから入れるモノは「上層部や他の課などに聞いてみないと分からない」という返事が多い。十数万円の車いすはすんなりOKが出るのに、聴覚障害者に必要なモノは一八〇〇円でもダメなのだ。なんだか、聴覚障害者のバリアフリー、ユニバーサルデザインは軽く見られている面がある。

個人医院では医者の権限で何でも決まる場合が多い。バリアフリー・ユニバーサル商品、サービスを買ってそろえようと思えば、簡単なことなのに。「必要だから、入れましょう」と言う医者は驚くほど、少・な・い。簡易筆談器、二七〇〇円でも。逆に言われた。「こんなモノが二七〇〇円‼ 高いな‼ イラン‼」本当に高いのか、ケチなのか。そのくせ、一億円もするCTを平気で購入している。

医者はそんなに貧乏なのか。マジな話、かかりつけの医者のことだが、待合室はまあまあきれいだが診察室は学会誌などがあちこちに無造作に積まれ、どこかの掘っ立て小屋みたいに汚い医院。夏の間は医者自身、ノーネクタイ、健康保持のためなのか冷房費の節約なのか上半身下着だけの姿で平気で診察している。しかし、症状などを細かく筆談してくれる。こんな赤ヒゲ先生もいる。田舎の話ではない。都会のど真ん中だ。財団法人日本医療機能評価機構の評価は最下位だろう。しかし、患者本位で言えば優良だ。

反面、飛行機はファーストクラスに乗り、車はベンツかランボルギーニあたりを運転している医師もいる。我々は五〇〇円のマーボ豆腐定食でもグルメなのに、何千円もするフカヒレスープなどを堂々とオーダーする人もいる。庶民には千円は一万円に見えるが、お金持ちの医師にとって千円は一〇円と同じかも知れない。何をしようと「カラスの勝手」だが、それだけのことができるなら、「もっと患者が安心してかかれる医療機関」を考えてほしいと言いたくなる。

おさらいになるが、待合室でいつ呼ばれるのか分からないうえに、診察室、検査室、薬局、病棟に入ってからも症状や治療の説明が理解できなかった。レントゲン室で技師の指示がうまく伝わらず、「(指示が)ちゃんと聞けない奴は帰れ」と言われた人もいる。

普通、呼び出しは小さな病院では口頭で、大きな病院では放送設備を使用して行っている。補聴器装用者は注意して聞いていても、特にマイクを使用した放送は声が割れて聞こえる場合もあれば、「早口での話や声が小さいときは困る」、「放送は音しか聞こえない」、「機械の雑音が大きいので人の話は聞こえない」ことも多い。聞き漏らして、診断が後回しにされるというケースも多い。中には「大病院ほど効果が薄い、頼んでも忘れられることもある」と言う。

口話が得意な人は医療従事者が何を話しているのか知りたいため、その医療従事者の口許に顔を近づける。その時、事情を知らない医師(ほとんどが女医)には「いやらしい人だ。セクハラになりますよ」という誤解を与える場合がある。

医療機関に行く前に症状などを簡潔にメモして行っても、真剣に取り合ってくれないことが多い。鉄道病院、警察病院、メーカーの医療機関も地域の住民に開放しているのに「聴覚障害者はうちでは診られない」とか、手話のできない聴覚障害者からの意見だが「手話通訳を連れてきてくれ」、あるいは「うちは手話ができないから手話のできるところに行ってほしい」と医師に言われたこともあり、病院不信になった人もいる。

こんな話もある。医師から「耳が聞こえずコミュニケーションがとれないから、出産は帝王切開で！」と言われた人もいる。それを母親も聞いて怒って、聴覚障害者の対応経験ある他の医療機関にあたり自然分娩で無事出産したとか、「(聴覚障害者が）両親と一緒に病院に行ったが、医者は本人ではなく聞こえる両親に説明をした。結局本人は十分な情報を得られないまま治療を受けることになった」など、お寒い話もある。

「医療機関に手話・筆談をするという意識をもった医師や看護師がいつもいてくれると良いと思います」という意見もあれば、「手話中心で、筆談をするという意識をもった医師や看護師が少ない」という意見もある。

それればかりか、耳が不自由なので夜間は急病で診療所に電話で問い合わせができない。ファックス、メール等の受付もない。まずは公的機関を利用する際に、全ての人が支障のない状況をつくることが先決などの問題点が浮き彫りになっている。これが現実だろう。

聴者は何でもないことでも、必要ならいつでも電話することができる。命に関わるだけに聴覚障害者も医療問題には真剣になる。自分だけでなく、親や子どもが具合が悪くなったときでも、自分の言うことがどれだけ相手に分かってもらえるか、など数え切れないくらいの不安と心配がつきまとう。

医療従事者に不信感を持つ聴覚障害者は後を絶たない。医療機関にかからず町の薬局で売っている薬ですませたり、苦痛を我慢して治るのを待ったりして、逆に症状を悪くさせた聴覚障害者も少なくない。総じて「コミュニケーションは地獄」という意見はすごくリアルだ。

聴覚障害は一般に軽く見られがち。医療機関の人も平等に対応してほしい。これらの苦言は期待の裏返しと心得てほしい。

私自身もこれまで東大、慶応大学、昭和大学、東京医科歯科大学、帝京大学の医学部や都立墨東病院、広島県立健康福祉大学、国際医療福祉大学などに招かれてパワーポイント付きの講演をしたことがある。(今も招かれたらデートよりも優先して駆けつけている。)テーマはほとんど「医療機関と情報バリアフリー」。(だが、その後、改善されたかというとゼロに近い)。地域の医師会や総合病院からお呼びはあまりかかっていない。テーマに興味がないのか、無名人だからか。その辺は分からないが。私などでなくてもよい。地域の聴覚障害者から困ったことなど体験談を聞き、そこから解決方法を探り出していくだけでもよいと思う。予算の問題もあろうが、医療機関でも高いギャラを出してどこかの変な有名人を呼んで、大・あ・く・びが出る講演などを開いているところもある。そんな予算があれば、体験談などを聞くことに回したほうがはるかに役立つと思う。

看護学校、福祉専門学校、医療機関などの中には手話サークルをつくり、地域の聴覚障害者を講師に招いて、自主的に手話の勉強会を開いているところもある。それ自体は結構なことだし、大いに進めていただきたい。

そして、人生の途中で「聞こえない世界」に置かれた難聴者・中途失聴者には生活に十分なアドバイスをしてほしい。と言うのは、福祉法、自立、団体などに関する情報源としては医療機関がトップだが、その医療機関が聴覚障害者の生活改善、社会復帰などに関する情報が乏しいのではお寒い限りだ。

日本には手話のできる医師は耳鼻咽喉科、精神科、歯科、内科、外科、小児科、職業病外来、障害者歯科治療部などに何人かいる。貴重な存在と思う。もっと聴覚障害者に理解があって、分かりやすい治療をしてくれる医師が増えることを希望する。手話のできる看護師、事務員の数は把握していないが、医者の何倍、何十倍といるのは間違いない。これも立派な社会資源だし、活かせるものはどんどん活用していただきたい。「手話および筆談で対応」と。そのためにもハードだけでなく、ソフトの整備も必要だ。そして、ホームページなどを通じて積極的にPRしていくことも大切だ（⇩関連一三二頁）。

六章　聞こえることが当たり前か——情報バリアフリーを妨げているもの

A　医療機能評価機構にモノ申す——評価は聴覚障害者にも公平に

入院先の医療機関は財団法人医療機能評価機構（以下、医評機構）の認定医療機関なので、聴覚障害者にも至れりつくせりの医療機関だろうと、私は思い込んでいた。しかし、フタを開けてみて驚いた。とんでもない医療機関!!

聴覚障害者である私の評価は一〇点。配慮は簡易筆談器と公衆ファックスくらい。「ないないづくし」の中でも、私に対して精一杯の誠意を示して対応している姿は誉めてあげたいが、この点を加味しても合格点までほど遠い。

この医療機関だけに限ったことではないが、医療機関も〝弱者〟のための施設でありながら、障害者それも聴覚障害者にとっては非常に利用しにくい施設の一つなのだ。私に言わせれば、まさに「格子なき監獄」である。

日本は高齢社会で、高齢者は二五年後には三五〇〇万人に増加すると言われている。ちなみに聴覚障害者は軽度の難聴者も含めると五〇年後には約八〇〇〇万人以上と推定されている。「元気な人」も明日のことは分からない。耳・目・足などに不自由を感じても、「ありのままの姿」で生きたいというのが人間としての自然な姿と思う。

全ての人々が「ありのままの姿」で社会参加していけるように、法律・環境・設備などを整備するという、つまりバリアフリー・ユニバーサルデザイン化の推進を政府の重点政策の一つにあげてから久しい。平成十五（二〇〇三）年に発表した「新障害者基本計画」に登場した。曰く「**障害のある方のさまざまな社会活動の中で障害の特性をふまえた、適切な配慮が行われること**」。

この基本方針は、医評機構が実施している「医療機能評価制度」にもちょっぴり登場している。目につくのは高齢者、肢体障害者に対する配慮ばかり。聴覚障害者などに必要な情報バリアフリーも「新障害者基本計画」に初めて登場したのだが、聴覚障害者に関連することは一行もない。「動かないと、世の中、何も変わらない」のだし、誰もやらなければ自分がやるしかない。そう考えて私は行動してきた。聴覚障害者の不便を解消してほしいと事業者、行政関係者などに訴えてきたが、どこも消極的だ。最大の理由は、後述するバリアフリー新法にも記載されていないだけでなく、医療機能評価、製品評価などでも情報関係はあまり問題にされていないからだ。しかし、聴覚障害者も同じ人間だし、配慮し、平等に、公平に評価してほしい。

逆に言えば、医療機関（だけに限らないが）では聴覚障害者に対して不公平というか、情報バリアフリーに積極的ではないということだ。何が原因なのか。医療従事者のモラルの問題なども一因だろうが、バリアフリー・ユニバーサルデザイン化や情報バリアフリーを推進するうえで、一つのネックになっているのが、医評機構の評価制度ではないかという気もする。この評価項目には「聴覚障害」や「情報バリアフリー」という言葉は一言も載っていないのだ。

ところが、医評機構が「認定病院制度」を実施してから、バリアフリー・ユニバーサルデザイン化を進めている医療機関は急に増えている。認定医療機関はホームページなどを通じて公開されている。患者にしてみれば、どの医療機関にかかればよいか、一応の判断材料になる。患者などから客観的な社会的な評価を受けることは、医療機関にとっては生き残るためにも重要な課題であろう。

医評機構からお墨付きをもらっている病院は九一二二中二〇九七病院にのぼる（平成十八（二〇〇六）年七月現在、医評機構ホームページより）。今回入院した医療機関および都立病院は認定条件を全てクリアしているそうだ。

一例をあげると、航空会社やデパートやホテルでは英語を話す人が来たら、英語で説明する。これは当たり前というより、自然になっている。最近、各医療機関のホームページやガイドブックにも英語、中国語、スペイン語ＯＫとか、記載している所もある。サービスを充実させないと医療機関自体の経営が脅かされるのだ。逆に言えば、どの医療機関も生き残りをかけている。病院機能は基本的にはどこも同じだ。後、差をつくるとしたら、これからは、医療機関のバリアフリー・ユニバーサルデザイン化がキーワードではなかろうか。

何しろ、高齢者は今四人に一人だ。そのうち医療機関は高齢者だらけになるのではなかろうか。それ位の勢いだ。どの医療機関も患者にできるだけ快適な環境を……と必死になっている。だが、医療機関に行きよく調べてみると、手すり、車椅子用トイレ、段差解消などが目につく。医評機構の認定病院の案内を見ると、多くの医療機関が段差なし、など物理的な配慮をしていると記載しているだけだ。同じ患者でも、特に障害者はまだ不満というか不便を訴えている。さらに聴覚障害者や外国人の視点はゼロ同然だ。呼び出しが聞こえない。外国人になると聞こえても内容がわからない。返事がないと後回しにされる、医師の指示も分からないうえに、知りたいことも十分に教えてもらえない、電話は主に携帯電話のメールを使用しているが、病院内では使えないので、急患や急用があっても連絡もできない、ロビーなどでは字幕放送も見られない。手話通訳や手話のできる医療従事者がいると書いてある医療機関は少ない。私が見落としたかも知れないが。いずれにしても聴覚障害者や外国人には不公平な感がする。まさに医療機関は聴覚障害者にとっては「格子なき監獄」だ。

肢体障害者と聴覚障害者、何故、こんなに落差があるのか。医評機構のバリアフリー・ユニバーサルデザイン化に関する評価項目を見ると、トイレや玄関などのバリアフリー・ユニバーサルデザイン化の有無を聞いている程度。評価するのは患者ではなく、医評機構なのだ。評価項目を用意したのも医評機構。「元気な医評機構のメンバー」が中心になって作成したのではなかろうか。だからバリアフリー・ユニバーサルデザイン化に関する質問も評価も曖昧《あいまい》になっている感がする。各障害者団体による実地調査をしたわけもない。書類審査でパスしたところには「元気な調査員」を派遣して現場審査している。その上で、「認定医療機関」の勲章を授与しているのだから、障害者からクレームが出ても仕方がない。また、不便な点を指摘したら、すぐ、改善するのかというとそうでもないらしい。ほとんどの医療機関が「すみませんでした。お客様のご要望として承ります」とご丁寧《ていねい》に答える。が、そ・こ・ま・で・だ。完成したモノにクレームをつけても、改善するための費用もかかることを考慮しているのだろうか。これ以上、とがめない。

そこで思い出した。別の施設のことで恐縮だが、命に関わることなので、あえて書きたい。あるホテルに「聴覚障害者用火災警報器や無線・振動呼出器、LED付き電光文字表示器などを用意してほしい」と言ったら「法律に基づいて用意している」と困惑顔だった。逆に言えば、消防法施行令は光などで知らせる装置の設置は義務付けしていないし、万一、焼死者が出てもホテル・旅館側の責任ではないというふうに受け取れる。

同じようなことが、「医療機能評価制度」にも言える。ただ、この評価制度は法的に強制力もないので、配慮しなくても法的には問題はない。ただ、「認定医療機関」のお墨付きがもらえないだけなのだ。では問題は何か。玄関先を自動ドアにし、段差をなくしている、入口に車いすトイレがあれば、それだけで「認定医療機関」のお墨付きがもらえるのだ。昨年（二〇〇六年）十二月二十日より施行されたバリアフリー新法でも同じ。とにかく、施設内のどこかがバリアフリーであればクリアされたと判断されている。客室や病室がバリアフリーでなくても問題はないのだ。おかしいではないか。

聴覚障害者は基本的には音およびコミュニケーションに悩んでいるので光、振動、文字などで知らせる、手話通訳などをつけるようにしてほしい。

このことを某都立病院の医事課長に話したら「趣旨は理解するが、予算がない」と断られた。「段差を解消する金はあるのに、聴覚障害者の配慮ができないのはおかしい」、「手話、要約筆記者がいないと命に関わる場合もあるのに」と言った。この点を指摘しても、ほとんどの医療機関は口では「指摘されたら、まさにその通り」とか「今後の検討課題に」と言うが、実際に改善した跡は見えない。「のど元過ぎれば熱さ忘れる」の諺《ことわざ》のとおりで、要領よくかわしているのか。後で、付け加えたりしていくと余計、銭がかかってしまうし、予算は使い果たしたので新規に追加したくないというのが本音と思う。悪質な人になれば「評価対象外なのでやる必要もない」というような答え方をする。これでよいのか。なお食い下がると、今度は「医評機構に聞いてくれ」と。

ついでに書きたい。

「在日外国人は約二五〇万人。聴覚障害者は軽度難聴者を含めると約六〇〇万人以上。在日外国人の数よりも聴覚障害者のほうがはるかに多い。少数の外国人には語学通訳のサービスをしているのに、多数の聴覚障害者には何もしていないのは不公平ではないか」と皮肉を言った。担当課長は返事に困ったような顔をしていた。言葉やコミュニケーションで悩んでいる点では外国人も聴覚障害者もそんなに変わらないはずだ。ただ、聴覚障害者は見たところ普通の人と変わらないし、不便などは分かりづらい。翻って日本語を母語としない外国人は肌の色や外見で分かるし、言葉の違いによる不便さもある程度理解できるためか。そのため、医療従事者は何をしなければならないのか、理解できていると思う。しかし、あちらを優先させて、こちらを後にすればよいという問題でもないはずだ。情報バリアフリーというか配慮は公平に、とあえて言いたくなる。

こういう人を雇用すればそれなりにコストはかかるが、コミュニケーションが通じなくて、万一死亡事故でも起こしたら、国際問題にも発展するし、もっと費用はかかるはずだ。人権に敏感になっている外務省のほうがピリピリしているはずだ。外国人にも公平にと批判されているためか。

医評機構に「聴覚障害者にも公平に」とお願いしたら「障害者はわがままだ」と言われた。理由は分からない。けれども言うべきことは言いたい。この評価をするためにも大変な費用がかかっていると思う。この費用の財源の何割かは国民の税金から支出されているのだ。私たちが国に納めている税金の中から使われているのだ。私も納税者だし、国民の一人として、これからも発言していきたい。特に「障害」をもつ患者にも優しい医療機関になってもらうためにも、医評機構の評価制度にもあえて意見を言わせていただきたい。

医評機構に検討をお願いしたいことだが、バリアフリーの評価は重要課題の一つと思う。最大の理由は、あらゆる患者が「ありのままの姿」で利用したいし、そのような医療機関を増やしていくことも大切な課題と思う。その意味ではもっときめ細かい評価を。そして、評価項目の作成、また、医療機関に対する訪問審査の際には当事者（代表）も加えて進めていただきたいものだ。

繰り返しになるが、理事長、病院長、事務長、医師、看護師、それを評価する人々なども、いずれは耳・目・足などに不便を感じていく。バリアフリー・ユニバーサルデザイン化は自分の問題ということを頭に入れて、特に、軽視されがちな聴覚障害者のことも忘れないで公平な評価をお願いしたい。まず、「聞こえることが当たり前」という視点を変えていただきたい。

せっかくの機会なので医療機能評価「聴覚障害者版」を提案したい。他の障害に関しても同じようなモノを作り、提案し、同じように評価していただきたい。

患者の視線での調査がされず、画一的に評価するのもどうかなと思う。また、自由記入式はとらず、バリアフリー・ユニバーサルデザインなどに関しては、○×方式を基本質問としたい。

聴覚障害者に関しては次のことを提案したい。
(1) 手話または要約筆記に関して、常駐または派遣依頼できるようにしているか。

医療機関へのご提案

項　目	目　的	設置場所	備　考
手話または要約筆記	コミュミケーション	総合受付で申し込む	該当者はバッジなどを着用　★■
ヘルプの内容表示	患者が聴覚障害者であることを関係者に知らせる	カルテやベッドサイドにも貼付ける	希望するコミュニケーション手段も記載　●★■
筆談器	コミュニケーション	総合受付、会計、各科、病室などに設置すると共に必要に応じて貸し出し	重要事項は別途プリントして配布　●★■
呼び出し器	順番などを音声以外の方法で知らせる	総合受付、会計、各科、病室などに設置すると共に必要に応じて貸し出し	電光表示板でも可　★
案 内	館内案内、各科情報などを音声以外の方法で知らせる	総合受付、会計、各科、病室など	振動物、文字による案内でも可　●
ひかるタイマー	点滴など時間計測	必要とする科、病室に常備	★業務用と兼用で可
テレビの視聴	テレビを字幕放送付きで見ること	待合室、病棟など	●または★
119 番など	急患、事故などをメールなどで連絡	担当者に申し込む	●★
メールなどでの交信	メールなどでの問い合わせ	医療機関案内、HPなどに記載	●★■
字幕・手話付きVTR、DVD など	患者教育用 VTR など	担当者に申し込む	★■
警　報	火災の発生を閃光などで知らせる	全　館	●または★
案内表示	医療機関で行っているサービスを表示する他、HP などで案内	玄関、総合受付など	●■

●印は義務、★印は希望者に提供（貸し出し）、■印はソフトの配慮

(2) 呼び出し、案内、検査などは視覚で分かるようにしているか。
(3) 一一九番通報はメールなどで受けられるようにしているか。
(4) テレビは字幕放送が見られるようになっているか。
(5) 火災報知器は音の他に視覚で見て分かるようになっているか。
……など。
(6) 以上の該当する配慮をデジカメで撮らせて、必要書類と一緒に送付してもらう（一次書類審査）。
(7) 一次書類審査をパスした医療機関には、審査資格を持つ審査官ないしアドバイザーを派遣して、最終チェック（二次実地審査）する。

以上のことを医評機構の評価に加えていただきたい。医評機構がやらない場合は、財団法人全日本ろうあ連盟、社団法人全日本難聴者・中途失聴者団体連合会が共同で独自に評価し、クリアした医療機関には「聴覚障害者に優しい医療機関」としての合格証を授与するほか、両団体のホームページなどで公開していったらどうだろうか。最低でもこれくらいのことをやらないと「仏作って魂入れず」ということになりかねない。

B　総務省・消防庁にモノ申す——消防法は聴覚障害者にも公平に

「私は聴覚障害者です。ホテル・旅館など宿泊施設を利用しているときに一番困るのは、火災など非常事態の発生を知らせる非常ベルの音および館内アナウンスが聞こえないことです。非常ベルが聞こえず、逃げ遅れて焼死した人もいます。軽度の難聴者も含めると日本には聴覚障害者が約六〇〇万人と推定されています。

消防法施行令では、公共施設などには自動火災警報器を設置しなければならないと規定していますが、聴覚障害者には無意味です。補聴器を使っている難聴者も就寝中は外しているので情報は入りません。

ちなみに、米国ではＡＤＡ（障害をもつ米国民法）で『ホテル、レストラン、映画館、スポーツ施設など公共施設は、障害者も健常者も同じように利用できなければならない。客に障害があるからという理由で、そのサービス、商品提供を拒否したり、提供の仕方を差別してはならない』のです。私も米国に行きホテルに宿泊したとき、聴覚障害者用の非常ストロボなどを借りることができました。日本も、障害者も利用する施設には『ストロボ（宿泊施設にはさらに振動で知らせる物）を設置しなければならない』と義務付けしてもらえないでしょうか。」

これは私が朝日新聞（平成十三（二〇〇一）年十二月二十七日）に投稿した一文だ。私がこの問題に執着しているのは理由がある。

私自身、過去に二回、自宅のあるマンションが火災騒ぎに遭った。一回目は一人息子が赤ん坊のときの話だ。この時は他の階の住人は火災警報器の音を聞いて真っ先に避難した。私たちはかけつけた消防士に助けられたようなものだ。第一声は「まだいたのか。危ないじゃないか」と叱られた。私が聴覚障害者と気づくまで時間がかかったようだ。

二回目は、出勤のため階下に降りたとき、道路に並んでいた消防自動車を見て初めて火災に気づいた。後で、一階のスーパーから出火ということが分かった。

いずれも小火《ぼや》ですんだが、聴覚障害者の私には火災警報器の音が聞こえなかった。

①火災による被災聴覚障害者は一五六人以上!!

「住宅火災警報器設置義務法」や「消防法施行令」について問題提起したい。

『東京新聞』他によると、平成十六（二〇〇四）年十月十六日に東京・足立区のアパート火災で聴覚障害者が焼死した事件があり、その後も被災例収集活動を続けているなかで、四大新聞（朝日、毎日、日経、読売）に掲載された聴覚障害者と火災に関する記事は一九八五年以降だけでも一五六人以上が被災している。「住宅が全焼し、独居の聞こえない八四歳死亡　住宅火災で」、「東京・北区で火事マンション出火。男児は死亡。重体の女児は後、死亡。共に聴覚障害」など。ただ、「聴覚障害は見えない障害」のため、記者や消防署員などが気づかなかったケースもあると推測する。記事になったのは氷山の一角と思う。いずれにしても、決して少なくない数字だ。

一方、「消防法施行令」二十四条二項では「火災の発生はサイレン、非常ベル、放送で知らせなければならない」と書いている。この「消防法施行令」はまだ改正されていないが、「住宅火災警報器設置義務法」では「住警器等規格省令」が改正され、平成十八（二〇〇六）年六月一日より一般家庭に火災警報器の設置を義務づけした。ようやく、附帯条項に「閃光（ストロボ）などで知らせるのが望ましい」という一文を入れた。その理由は最近、各地で火災が発生していることに絡み、米国では火災警報器を取り付けた結果、一〇〇件中四・五件から一・四件に減少、イギリスでも同様な結果だ。これらの事例を受けて、総務省消防庁は火災警報器の設置を決めた。現行法は新築、改築住宅に設置することを義務づけているが、平成二十三（二〇一一）年までには既存の住宅にも義務づける方針という。

ちなみに、施設については米国連邦消防法、各州消防法、公共住宅法、ＡＤＡでは音の他に、「光」などで知らせなければならないと規定している。

我々の最終目標は「気づけば幸い。だめなら天国」という非人道的な生活から脱出したいことであり、これを達成するためには消防法施行令の改正、後述するバリアフリー新法（「高齢者、障害者等の移動等の円滑化の促進に関する法律」）にもこの必要性を盛り込ませること。違反した場合は、やり直しを命令することだ。火災が発生すればその都度、話題になるのが聴覚障害者。犠牲になってからでは遅いのだ。火災問題は単純明快で、やろうと思えばすぐにでもできることがらなのに、なぜ、簡単に進まないのか。

②情報は公平に

閃光付き家庭用火災警報器（閃警器）の必要性は全ての人が認識しているのだが、防災機器メーカーは「法律で義務化するか、お客様が確実に購入するなら作る」、総務省消防庁は「社団法人火災報知機工業会に検討を要請している」と。こういう不毛な議論が二五年以上も続けられている。ちなみに東京都、横浜市などの住宅防災条例には閃警器の必要性は一行も記載されていない。

いずれにしても「聞こえることが当たり前」と考えている人々により、法律などが作られているから無理もないと思う。が、聴覚障害者の命を守るためにも、個人、団体を問わず、消防関係者にもっと働きかけていく必要があると思う。（改善に向けて動かないことは自ら墓穴を掘っているに等しい。）

家庭などには火災警報器の設置を消防庁や各地の消防署が建物に垂れ幕をかかげ、パンフレットやポスターを用意して宣伝しているが、その割には反応が鈍い。「笛吹けど、踊らず」か。原因は何か。つけなくても罰則が適用されるわけでもないからだ。また、利用者は一生にあるかないか、というモノに金をかけたくないのだろう。

また、「消防法施行令」に関しては、施設側（ホテル、旅館、医療機関等）も異口同音に言う。「おっしゃることは理解していますが、我々は法律に基づいて施設を建てたのですから」と当惑顔。「但し、法律で義務づけすれば従わざるを得ません」とも。また、防災機器メーカーは

「消防法で光、振動、文字などで知らせよ、と指示するなら、作ります」と言い、総務省消防庁はこちらも「日本火災報知機工業会に製品化の検討を依頼している」と言う。なんだか、関係者間で堂々巡りを続けている面がある。

まあ、これで一番迷惑しているのは聴覚障害者自身ではないか。どちらにしても、防災機器メーカーは基本目標である「火災から命を守る」という社会的な使命よりも、企業としての利益を優先させている面がある、と言ったって言い過ぎになるか。一方、消防行政が光装置などの「設置義務」を明文化することをためらっている理由がよく分からない。

ちなみに、米国のＡＤＡや連邦消防法などは「光、音増幅、振動、文字」などで知らせることを義務化しているだけだ。これらの費用は各施設で用意するしかない。その根底にある思考は、自己流に解釈すれば「早晩、すべての人がそのサービスを必要とする」ことだ。聴者もうるさい音環境では、時としては火災警報などが聞こえない場合もある。また、年をとれば聞こえない、聞こえにくくなる可能性もある。光で知らせる装置をつけることによって恩恵を受けるのは聴覚障害者だけではないということだ。

特に、火災・震災のように人命に関わることでも、どこの自治体も「予算なし」を理由になかなか配慮が進んでいない。高齢社会の今、聴覚障害者は軽度難聴者も含めると日本には六〇〇万人以上もいる。そのためにはまず「聞こえることが当たり前」という発想を転換して欲しい。政治家、行政担当者、製造業者も、嫌でも年を取れば、耳、目、足などに不便を感じていくし、バリアフリー・ユニバーサルデザイン化は他ならぬ自分の問題であるという意識を持って、具体的な施策や製品化の実現を進めていただきたいものだ。

C　国土交通省にモノ申す――バリアフリー新法はすべての人に公平に

高齢社会の今、高齢者、障害者などが「ありのままの姿」で社会参加できるようにすることは社会の急務だ。米国では米国内のホテルは障害者のための配慮をしている。例えば、聴覚障害者がホテルに宿泊すると、手話のできるフロントマンに出会うことはしばしばある。加えて、客室のテレビはすべて字幕放送が楽しめる。事前申告すればＴＴＹ（文字通信用端末）といったタイプ電話や火災などの発生を光、音増幅、振動、文字で知らせる聴覚障害者用アラームシステムの貸し出しは当たり前になっている。特別の配慮をするために特別の費用を請求することは違法とも。このような配慮は医療機関でも同じだ。

米国ではすでに、福祉も高齢者、障害者の「保護から自立へ」と方向を転換している。これにはＡＤＡの影響が大きい。

日本には昨年十二月まではハートビル法、交通バリアフリー法という法律があった。同法は五年ごとに見直すことになっており、今回は三回目の改正になった。法案は第一六四回、通常国会においてバリアフリー新法（「高齢者、障害者等の移動の円滑化の促進に関する法律」）に改正、十二月二十日に施行された。今回の改正法案の大きな特徴は、⑴交通機関のバリアフリー推進を唱えた交通バリアフリー法と医療機関など建物にバリアフリー化を義務づけるハートビル法を一本化した、(2)精神障害者も含めた、(3)（言葉としては明記していないものの）情報バリアフリーを追加した点だろう。今後はマニュアルなどにどのような形で盛り込んでいくかが最大の課題だ。せっかくの機会なので、いくつか見解を示したい。

①ハートビル法などの評価

最近、駅や空港はもちろん、乗り物の中でも様々な障害者を見かけるようになった。交通バリアフリー法が施行される昭和六十（一九八五）年、ハートビル法施行（平成十五（二〇〇三）年）以前は、車いす利用者がホテル・旅館など各種施設にエレベーターなどの設置を求めると、「効率が悪い」、「構造上、困難」などの理由で改善されなかった。

ところが、交通バリアフリー法、ハートビル法が成立してから、いつの間にか、無理だとされていた場所にエレベーターなどが設置されたりしている。不便はかなり解消され便利になった。

技術関係者も障害者などの要望を真摯《しんし》に受け止めてきた跡が伺える。関係者の努力には喝采《かっさい》を送りたい。が、当事者抜きで進めているので、「使えない」というケースも目立つなど、細部において様々な問題はあるにしても、交通バリアフリー法、ハートビル法の成立がなければ「どこも、誰もやらなかった」と思う。一〇年前にこの法律ができたときに比べると、かなり前進したと評価できる。

②ハートビル法などの欠陥

このように一定の前進を見た交通バリアフリー法、ハートビル法だが、それぞれ問題もある。例えば……。

・電動車いすで新幹線に乗るには二日前に届けなければならないと規定している。「母危篤」という場合などには対応できない。

・一日の乗客が五千人以下の乗降客のある駅などは対象外。

・タクシー・船舶・リムジンバス・高速バス・観光バスは対象外など。

さらに、聴覚障害者や心臓ペースメーカーなどを埋め込んだ内部障害者、精神障害者にいたっては、完全に蚊帳の外であった……など、未解決な問題点も多かった。

③施行者のモラルの問題

平成十八（二〇〇六）年一月、あるホテルのバリアフリールームの改造工事問題で明らかになったが、あれだけ騒がれても告訴されなかったのはなぜか。ズバリ言えば、現行法では「客室自体は同法の対象外」だから。トイレや玄関ホールやエレベーターだけがバリアフリーになったホテル・旅館でも、ハートビル法などに適合したことになる。ホテル・旅館の主な目的は宿泊なのに、安心して泊まれなくてもハートビル法に適合、合格と判断され、優良施設を証明するハートビルマークが交付される。医療機関も同じだ。

話は前後するが、聴覚障害者にはストロボライト付補助警報器、緊急情報受信テレビ、緊急電光文字表示器などは最低限必要なのに、バリアフリー法、消防法施行令にも記載していない。一番の問題は聴覚障害者のために必要な配慮はゼロどころか、方策がまったく含まれていないことだ。聴覚障害者も同じ人間だし、配慮し、評価してほしい、つまり、聴覚障害者の不便を解消してほしいと行政や事業者などに訴えてきた。が、どこも消極的だ。万一、火災が発生して聴覚障害者が焼死しても、建築主の責任は問われないと思う。建築主は（不備はあるにせよ）法律に基づいて計画し着工しているのだから。

④聴覚障害者とハートビル法など

聴覚障害者には別種の配慮がないと、社会生活に大きな支障をきたす。私自身、耳に障害がある一人として、どんな不都合があるのか具体的に説明してみたい。『毎日新聞』（平成十七（二〇〇五）年九月二十五日「発言席」）に投稿した筆者の意見より抜粋する。

「聴覚障害者の不便さはホテルに一人で泊まったときに、非常ベルの音や館内アナウンスが聞こえない事態を想像していただきたい。聴覚障害者の中には、火災警報が鳴っても気づかない人が多い。命を落としかねない危険があるのだ。マスコミに取り上げられただけでも昭和六十（一九八五）年以降、一五六人以上の聴覚障害者が被災にあっている。街を歩いていても緊急事態を告げるアナウンスが聞こえない、医療機関や銀行の窓口で名前を呼ばれても気づかないなど、日常生活で不便を感じ、不利益や精神的な苦痛を受けることは多い。日本にはこのような人々が約六〇〇万人以上いるのだ。

これらの問題を解消するためには、『緊急情報受信テレビ』『電光文字表示器』などは緊要だ。これらの機器はアナウンスなどの聞こえにくい雑踏の中や風雨を伴った台風の中では、聴者にも役立つはずだ。（※実際、防災放送、広報車の放送が聞こえなかったという訴えは至る所で聞いている。）聴覚障害者に優しいことは普通の人にも優しいはずだ。」

こういう問題もある。繰り返しになるが一般的には、医療機能評価機構や製品評価機構のチェックリストなど、クリアしなければいけない事項には投資をしても配慮するが、そうでないことには金をかけたくないという傾向が強い。もしくは「法律や自治体が制定した条例などに記載していないことはやらなくてもよい」という雰囲気がある。聴覚障害者への配慮に関することはほとんど載っていない。それ故かどこも、特に情報障害者＝聴覚障害者への配慮には消極的だ。これではいつまでたっても聴覚障害者のための不便は解消されない。

何が問題なのか。運用する法律などがきちんとした形で整備されていないのが最大の原因と思う。該当する施設は「整備しなければならない」と書いているが、絶対条件ではない。有り体に言えば「やりたければ、勝手にどうぞ、やりたくなければやらなくてもいいですよ」という程度のモノ。建築主や設計者はハートビル法等〔福祉のまちづくり条例を含む〕が届け出だけですむこと、また、罰則規定がないことを知っている。建築主や設計者は賢いのか、ずるいのか、法律などの欠点をうまく利用している。総じてほとんどの建築主が「最低限の配慮」をすればよいとしている。ユーザーの利益よりも企業の利益を優先している例だ。これははっきり言って悪質だ。

設備などの整備も大切だが、それ以前の問題もある。

⑤施設側の使命

平成十六〔二〇〇四〕年二月八日付の産経新聞などマスコミ各紙の報道よると、岡山県の盲聾者団体が大会の会場として申し込んだ旅館から「設備が不十分で、障害者の方には使いにくい」などの理由で断られた。読売新聞〔平成十六〔二〇〇四〕年九月二十九日〕に掲載された投稿によると、栃木県のあるペンションから「聞こえない」という理由で宿泊を断られた……などの問題もある。どちらも氷山の一角だ。

問題は他にもある。マスコミ沙汰にはならないが、街を歩いていても放送が聞こえない、医療機関や銀行の窓口で名前を呼ばれても気づかないなど、日常生活で不便を感じ、不利益や精神的な苦痛を受けることは多い。

他方、明るいニュースもある。すべてのお客様のために「配慮することはサービス機関としての社会的使命」と心得て準備しているホテル・旅館もある。京成ホテル、ウィークリーマンション東京などもその例だが、全体としては少数派だ。が、これからはモデルにした施設などが増えることを期待したい。それぞれがパイオニアになっていただきたい。

政府は平成十五（二〇〇三）年に発表した「新障害者基本計画」の中で「情報バリアフリー」の必要性を明記している。聴覚障害者などに関しては、ようやく平成十八（二〇〇六）年十二月二十日、つまり昨年施行したバリアフリー新法に（遠回しの表現ながら）情報バリアフリーが登場した。要約すると「公共施設では聴覚障害者には筆談や文字で伝えること」。

このように一定の前進を見たバリアフリー新法だが、十分とは言い難い。バリアフリー新法は今後も五年ごとに見直されるのだが、忘れないうちに主な問題点を指摘し、要望をあげておきたい。

(1)「筆談設備を用意すること」が明記されたことは歓迎するが、省令を見ると「乗車券等販売所」に限定している。どのような理由か。不特定多数が利用する施設の窓口は医療機関も含めたすべての窓口を対象にすべきと考える。

(2)「（聴覚障害者には）視覚、（視覚障害者には）聴覚情報の提供」が明記されたのは歓迎するが、省令を見ると交通機関の施設に限定している印象を受けるが、どのような理由か。不特定多数が利用する施設の窓口は医療機関を含めたすべてを対象にすべきと考える。

(3) ホテル・旅館の五〇室以上の客室を有するホテル・旅館は一定の割合で、障害者のために配慮しなければならないと規定したのは歓迎するが、「車いす」の人に限定したのはどのような理由か。ちなみに、〔走行や移動上の問題の少ない〕聴覚障害者に関しては特別な客室を用意する必要はないが、聴覚障害者用キットを一定の割合で常備、貸し出しさせるべきと考える。これは客船、個室を伴う医療機関なども対象にすべきと考える。

(4) 聴覚障害者は火災の発生を音声で知ることができない。むしろ、閃光付き火災警報器などが必要になる。このためバリアフリー新法でも規定するよう、国土交通省のパブリックコメントに具申したが、発表されたコメントの中には一行も記載されていないのはいかなる理由か。

(5) 「福祉タクシーにも筆談器の常備」を規定したのは歓迎するが、福祉タクシーに限定した理由は何か。

それから、左記の問題も指摘しているが、反映されていないようなので、再度指摘しておきたい。

⑥情報障害と歩行障害の違い

次の文は私が主に朝日新聞〔平成十五（二〇〇三）年八月二十五日〕の「私の視点」に投稿した記事より抜粋引用したモノだ。

「聴覚障害者と肢体障害者のバリアフリー、ユニバーサルデザインに対する考え方は基本的に異なる。聴覚障害者が不便を感じる『基準』は、肢体不自由者が考えている『基準』とは違うということを認識していただきたい。

どこがどのように違うのか。言い方は悪いが、寝たきりの人も聴覚障害者も火事に遭う可能性は同じだ。その時、寝たきりの人は火事に遭遇して動けないで焼死する恐れがあるが、聴覚障害者は火災を告げる非常ベルの音が聞こえなくて、焼死する恐れがある。生命に危険があるのはどちらも同じだ。命に関わらずとも、生活面で不利益や精神的な苦痛を受けることが多い。」

車いすの人々が医療機関にかかるときどのような問題があるのか。

一般的に言って「医療機関に行くまでの交通機関が不便」、特に個人医院は「車いす用の駐車場がない、あったとしても他の車が占領している」など、移動を妨げる問題がある。いわゆる歩行障害。行動上の制約は物や建物など用具、入れ物を整備すれば解決する場合が多い。

一方、聴覚障害者は「受付・診察室・検査室などに手話や筆談のできる人がほしい」とか、呼び出しや緊急放送は「視覚表示で」と。いわゆる情報障害。物や建物の整備だけでは解決できない面が多い。言ってみれば、面積、勾配などを測るメートルと情報量を測るピットの違いなのだ。

「情報障害は通路の幅を広げるといった建物の整備だけでは解決できない。光や振動、文字で伝えるといった工夫が必要なのだ。

繰り返しになるが、政治家や施工主、設計者には、聴覚障害者が不便を感じる『基準』は、肢体不自由者が感じる『基準』とは違うということ、要するに測るものさしが違うと言うことを理解していただきたい。

評価の基準が異なる以上、情報障害、歩行障害など障害別に細分化したマニュアルを用意すべきだろう。その上で、バリアフリー化を法律で義務づけていただきたい。規定がないと、メーカーは、そこにビジネスチャンスがない限り動かないし、施設側も「法律に従っている」を理由に、なかなか改善しないからだ。」（前述、『朝日新聞』投稿より）

さらに次の問題点も指摘しておきたい。施行されたバリアフリー新法や各自治体が制定した条例を見ると、ハードが強調されている。聴覚障害者はどちらかというとソフトの配慮が必要と思う。別枠で配慮するか、情報バリアフリー法を新設するか。

「動けるかどうか以前にもっと大切な、生命の危険や人間の尊厳が考慮されていないと感じている。いまでも同じだが、特に、聴覚障害者の人間としての尊厳はほとんど無視されていると感じるのは私だけだろうか」（前述、『朝日新聞』投稿より）。

とりわけ遅れがちな情報バリアフリーは早急に推進していただきたい。

⑦バリアフリー・ユニバーサルデザイン化推進はプラス

何をするにしても、最終的には銭を出す人の意向が尊重される。安全などに金をかけるか、それとも、効率を優先させるか。現状では、安全、快適より、経済的効率が優先されているところが多い。問題になったホテルが象徴的な例だ。新聞によるとホテルの改造問題で、そのホテルの社長は「一般客には使い勝手が悪い」と話したそうだ。国土交通省のその後の調査によると、車いす用に用意した客室を会議室などに改装したホテル・旅館は約一〇〇カ所になったという。

だが、よく考えていただきたい。高齢者は二五年後には三五〇〇万人に増加する。当然、障害者も増加する。

バリアフリー・ユニバーサルデザイン化を推進すると利用者が減るのか。例えば、駅にあるスロープ、エレベーターを例にとりたい。ほとんどの利用者が「元気な人」だ。

百歩譲って、考えたい。配慮がないばかりに、配慮を必要とする人がホテル・旅館に泊まれなくなったら、経営が立ちゆかなくなるはずだ。ある温泉地のホテル・旅館は「車いすのままでも温泉につかりたい」という声を無視して「無配慮のまま」経営を続けている。元気なお客様はよいが、そうでないお客様からはそっぽを向かれ、倒産したホテル・旅館も増えている。町全体を歩いていると閑古鳥がないている。タクシー会社も同様だ。インターネットのおかげで、泊まりたいホテルと泊まりたくないホテル・旅館も選別できるようになった。医療機関も同じだと思う。障害者自身が施設を選んでいるのだ。これからの世の中は障害者が四人に一人になる計算だ。これをどのように考えるかは経営者の判断次第だ。

最近は、バリアフリー・ユニバーサルデザイン化の高まりのなかで、「経済的な効果が見られる」なら予算をつけてもよい、というところは増えている。後押しするわけではないが、バリアフリー・ユニバーサルデザイン化の推進は経済的にもプラスだということは各社のデータを見ても一目瞭然と思う。成果を見たい方は二四三頁の経済的効果の項を読んでいただきたい。

⑧バリアフリー・ユニバーサルデザイン化によるコストダウンを

バリアフリー・ユニバーサルデザイン化は「すべての人に公平に配慮すること」が大前提だが、実態は物理的なバリア（障壁）を取り除くことに力を入れているようだ。換言すれば情報障害者である聴覚障害者のことは軽視されているという傾向が強い。

だが、よく考えていただきたい。聴者もいずれは障害者の仲間入りをする可能性もある。その時に追加で購入するより、初めから具備しておいたほうが安上がりと考える。つまり、閃警器もすべての人々に平等に使えるように設計しておくことが大切で、このような商品を増やすことがコストダウンにもつながり、普及しやすくなるのではないか。

資料としては古いと思うし、介護費用の試算もできていないので、単純に試算できない面があるが、旧建設省（現国土交通省）の高齢者住宅研究会がバリアフリー・ユニバーサルデザイン化を推進した場合、一戸建ては、どれくらいのコストダウンが図れるかという試算を発表している。これによると新築や改築の時点で五四万円余計にかければ、バリアフリー高齢者住宅（要介護中程度）が完成する。万が一の場合、改築すると解体費の他、新規に導入するので二七九万円かかるという。初めから用意していれば五分の一の費用ですむわけだ。研究会の報告書は次のように結んでいる。「バリアフリー整備は社会全体の介護費用も大幅に節減する」〔「高齢者住宅整備による介護費用軽減の効果」平成五（一九九三）年〕と。この考え方を医療機関などに当てはめるとかなりの節約になるような気がする。

商品の場合、今ではデジタル地上波対応テレビが普及しているので、化石になってしまったが、字幕放送を見るための装置である「文字放送デコーダ」は国内では最低でも三万円台した。米国では、一三インチ以上のテレビには文字放送を見るためのチップを入れないと米国内では販売できないと法律（「デコーダ法」）に書いてある。このチップは三ドル（三六〇円）程度と聞いたことがある。一〇〇分の一程度の費用ですんでいるのだ。米国に輸出しているテレビの九五％が日本製と聞いているので驚く。メーカーのトップや施工主の決断が望まれる。

ちなみに、先述した閃光付き火災警報器（関連一二四頁）はもともと、ADA仕様で輸出している商品を国内用にアレンジしただけなので、一台一万円以下という安価で取り付けができているのだ。

メーカーや施工主にお願いしたいことは、コスト、コストと言う前に、「初めから二〇年、五〇年先のことを考えてコストダウンを図ること」も検討していただきたいモノだ。

NHKスペシャル「ハイテクが支える私の人生〜アメリカ・障害者政策の大転換」（平成十二（二〇〇〇）年十二月十日放映）より抜粋要約したものだが、非常に参考になるので、引用しておきたい。

ADAが成立する以前のことだ。「一九八六（昭和六十一）年以前、当時米国政府は四三〇〇万人の障害者に対して年間六〇〇億ドルの福祉手当を支払っていました。調査では、働く意思があるのに働けない人が八七〇万人いました。その人たちが仕事につくことができれば、政府支出は一二〇億ドル減ります。しかし、そのためにはスロープやエレベーターなどのインフラ整備と福祉機器の提供に年間二〇〇億ドルかかると見られていました。そこで、障害者団体のリーダーが強調したのは、障害者が働くことで生まれる一三〇〇億ドルの生産力でした。しかし、それでもまだ七〇〇億ドルの損失です。……けれどもその差はいずれ埋まるばかりか、むしろ、逆に米国の経済発展に貢献する、と確信し、ADAの成立に託したのです。……『人間は皆、年をとって死ぬ前は障害を抱えることになります。障害者への福祉を充実させることは同時に高齢社会への準備をすることになるのです』……米国政府は一九九〇（平成二）年、ADAを制定しました。障害者福祉は、国家の財政を圧迫するのではなく、将来、社会に利益をもたらす、大きな転換でした。ADAが施行されてから一〇年。その間に仕事を持つ障害者は三倍に増えました」

米国政府は障害者という労働力に賭けたのだ。あれから一〇年以上の時間が経過している。私はその後も二度ほど米国に行ったが、まず感じたことは「必要な物はすぐ用意する」ことだった。米国は随分変わった。空港、ホテルなど、あらゆるところでバリアフリー・ユニバーサルデザイン化が進んでいる。ＡＤＡは次のことを示唆している。

投資することの大切さ。コストはかかるが、最終的には国益になるということだ。日本政府にも先見性をもって政策立案、実行を望みたい。

いずれにせよ、人間も生物である以上、だれもが「明日は我が身」の宿命を背負っているのだが「転ばぬ先の杖」で行くか、「後悔先に立たず」に甘んじるか。

⑨当事者の企画への参加促進を

施設などに火災警報器の義務づけをしている消防法施行令は、依然として音で知らせることになっている。医評機構の「医療機能評価制度」にしても、様々な問題がある。例えば他の障害者（※障害者にしてみれば、不十分という批判もある）に比べて聴覚障害者への対策が軽視されているとか。これは、障害が見えないため、周りの人は何に困って、どうしてほしいのか、なかなか理解できないためだろう。

それを改善するためには、関係する検討委員会や審議会には当事者の代表を入れることがスタートラインになると思う。より効果的に進めるためにも、企画段階から当事者も入れて進めて行くべきだ。会議などでは聴覚障害者にはコミュニケーション保障として、手話や筆記通訳をつけることは絶対条件だ。

当事者による意見を政策に反映させるだけでなく、評価、チェック機能も持たせてほしい。使いにくい場合は、即刻、改善するように指導すべきだと思う。これくらいの権限は委員会に与えても良いのではないか。ちなみに米国では、ＡＤＡが審議されたときはあらゆる関係団体から代表者がホワイトハウスに集合したが、その三分の二は当事者の団体だったという。成立後は監督機関による検査もある。検査には検査資格を持つ障害者も参加しているという。

配慮の手順としては建設段階で設置しなければならないものと、落成後でも設置できるものに分ける必要がある。磁気誘導ループや非常ストロボなどは前者であるが、それ以外のものは完成後でも設置可能だ。いずれにしても施設の建設計画が具体化したら、すぐ配慮を要望することが大切だ。設計が終わったあとの修正や追加はなかなか受けつけてもらえない。この場合でも、要求しないと誰もやらないことを、障害者諸団体は忘れないでおきたいものだ。

⑩助成制度も公平に

国や地方自治体は各種のバリアフリー・ユニバーサルデザイン化の推進助成制度を用意して

いる。ノンステップバスの導入、スロープ化など。バリアフリー法などに基づいて配慮すれば、国や自治体から一定の割合で助成が受けられる。しかし、聴覚障害者が要望している「LED付き電光文字表示器」「緊急情報受信テレビ」などは、助成規則に「記載されていない」という理由で申請が却下されている。これも広がらない理由の一つになっている。即刻、配慮項目に加えるとともに、助成の対象にしてほしい。

地方自治体が施行しているほとんどの「生活環境整備要綱」は指導なので、法律のように強制力を持たない。したがって最終的には施工主や依頼者の善意に頼るしかない。その一方、バリアフリー・ユニバーサルデザイン化推進目的で財政援助をする自治体も増えている。例えば、東京都渋谷区では福祉環境整備助成制度を用意して、中小企業を対象に一企業あたり一〇〇万円の助成をするというもの。中野区は整備・改修費用の半分を助成している。いずれも多額とは言えないが、行政側の前向きな姿勢を評価するとともに、他の自治体も一層、財政援助施策を進めることを希望する。

こうした要綱の策定、実施にあたっては、きめ細かい検討が必要であるし、運用についても実施主体の政策理解や設計者や施工者への啓発活動も必要になる。

⑪配慮することはプラス

バリアフリー・ユニバーサルデザイン化を推進すると、経済的、社会的、精神的にどのような効果があるのか、とよく聞かれる。次のように答えたい。

i　社会的効果

本当に世の中のために格闘している医療機関（だけに限らないが）は、自然と世の中に知られていく。参考までにあげると、これまた手前味噌だが、ワールドパイオニアは聴覚障害者関係においては「何でもある」「何でも分かる」を目標にしてきた。「他社がやらなければ、自分でやる」。「人と世のために」になることをやれば、利益は後からついてくると信じて格闘してきた。自ら進んでロールモデルになろうと決めた。そして、コミュニケーションについては「手話および筆談で対応」を名刺、カタログ、ホームページなどに刷り込み、PRしていった。多くのマスコミが取り上げてくれた。一方では何人かのお客様は手話のできる人を連れて買い物に来た。その時、当社が「手話および筆談で対応」することを初めて知った人も多い。ワールドパイオニアのことは口コミで広がり、外国からもお客様が来た。とにかく、ティッシュペーパーを湿らせるように地道に進めていった。平成十四（二〇〇二）年には寛仁親王殿下から「ありのまま自立大賞」を、平成十五（二〇〇三）年には日本障害者雇用促進協会（現、独立行政法人高齢・障害者雇用支援機構）から障害者雇用好例企業として会長賞と、石原慎太郎東京都知事からバリアフリー推進で感謝状をいただいた。当社の取り組みは平成十八（二〇〇六）年二月十四日、NHK首都圏ニュースで「聴覚障害社長の挑戦」として放映された。これは嬉しいバレンタインの贈り物と思う。これもワールドパイオニアのイメージアップに貢献した。そればかりか、経済的な効果をもたらした。

ii　精神的効果

コミュニケーションが通じない、通じにくいと医療従事者と聴覚障害者の患者の間で様々な摩擦が生じる。これが原因で「あんな医者のところに行くモノか」、「あの医療機関の医者はインチキだ」なんてやられては、お互いに気分的に滅入るだけでなく、噂が噂を呼んで、医療機関自体の経営を揺るがすことにもなりかねない。医療ミスなどもその一つだ。聴者も日本語が通じない異国にいると、コミュニケーションも通じないばかりにイライラするはずだ。同じことが医療機関にも言える。逆に手話や要約筆記ができる医療従事者がいるとか、手話、要約筆記のできる人を派遣したら、コミュニケーションは割とスムーズになり、精神的にも安心感がある。聴覚障害者と話すということは、基本的には外国人と話すモノと思ってつきあうことだ。精神的にもストレスを溜めない方法はまず、円滑なコミュニケーションと思う。それが分かっているのでしたら、聴覚障害者にもぜひ、「手話および筆談で対応」をお願いしたい。

iii　経済的効果

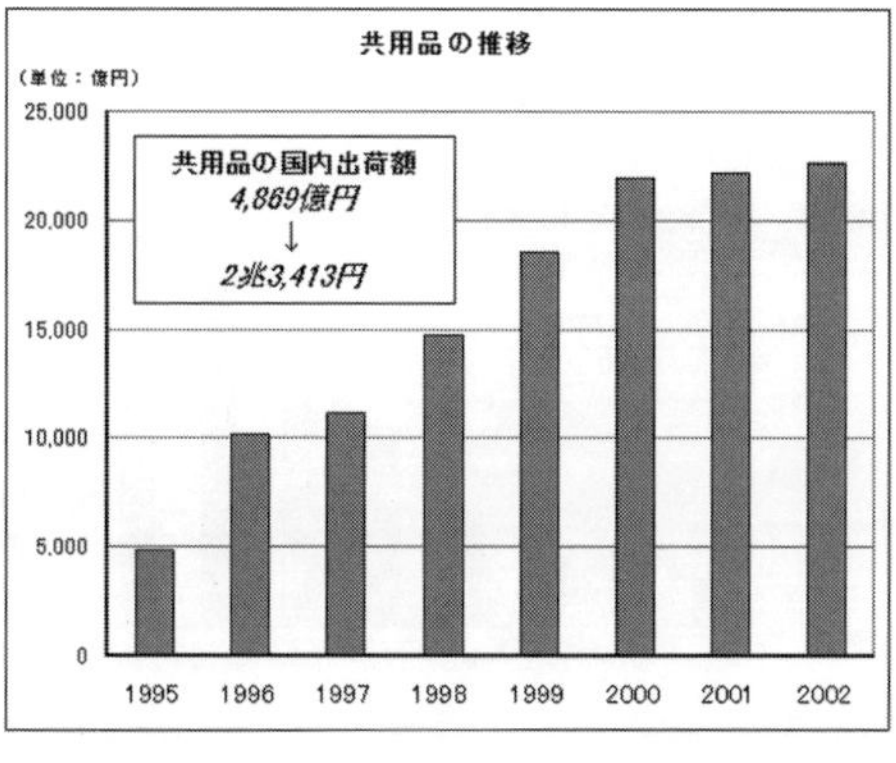

バリアフリー・ユニバーサルデザイン化を推進すると、経済的にどのような利益をもたらしているのか、という問い合わせは多い。これについては、経済産業省などからデータが公開されているので、見ていただきたい。前頁の図はバリアフリー・ユニバーサルデザイン産業界の経済的動向を示したものだ。その他にも日本航空、トヨタ自動車、全日本空輸、横浜市営バスなどからも報告されている。総じて、右上がり。しかも、導入時の三倍以上だ。

一方、聴覚障害者に合わせた配慮をすればどれだけの経済的な効果が期待できるのかという問い合わせも多い。ワールドパイオニアが関わっているＮＴＴドコモ、ウィークリーマンション東京、ＫＤＤＩ（ａｕ）などではそれなりの経済的な効果が出ているが、データを公開してもらうには時間がかかる。というのは、聴覚障害者向けのサービスを始めてまだ数年しかたっていないからだ。

下の図は東京都手話通訳等派遣センターへの手話通訳者依頼件数だ。経済的効果はこれらの図表を見ていただければ一目瞭然と思う。これは医療機関にも当てはまる。障害者への配慮は障害者の行動圏を広め、社会参加の道を広げているばかりか、社会経済的な利益の増加にも貢献している。

いずれにしても、総じてアクセス数は伸びている。タバコは

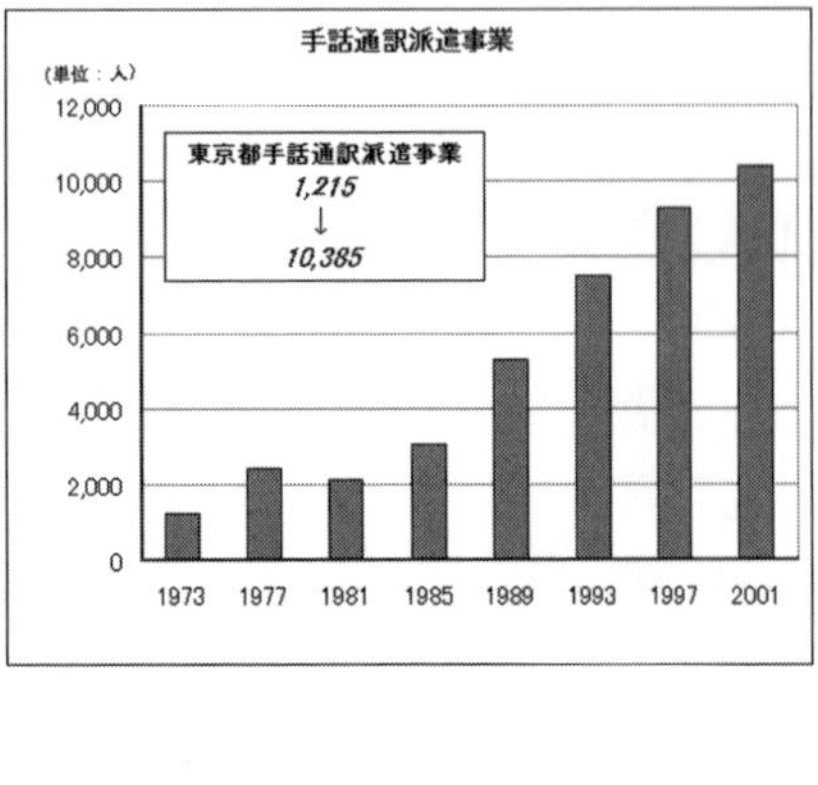

百害があって一益もないが、少なくとも、次のことは確信を持って言える。

バリアフリー・ユニバーサルデザイン化を推進することは社会的、経済的、精神的にもプラスということだ。さらに言えば、会社はもちろん、地方自治体、国全体のためにもよいのである。何故なら、高齢者、障害者の自立促進、社会参加は最終的には税収も増えるからだ。プラスになることには助成という形にしろ、国も地方自治体も投資しても良いのではなかろうか。

⑫予算と人命問題

医療機関としてやらなければならない課題は多い。医療機関に手話のできる医療従事者の配置、火災情報、呼び出し・案内などの視覚表示など。

ところが、自治体や医療機関の予算担当者に「聞こえないから通訳をつけてほしい」、「呼び出しや案内放送は視覚表示に変えてほしい」と頼んだら、「趣旨は十分理解するが、予算がないから……」と口を濁された。どこに行ってもそんな話ばかりだ。

「予算がない」ということは、行政や医療機関が自ら障害者の社会参加を阻むに等しい。それは地方自治体や国にとっては税収の道を閉ざすことにつながるのではなかろうか。これほど、社会的な損失はないと思う。

また、火災関係でもそんな話が出る。閃警器を用意できないことは「少数者は焼け死んでもかまわない」という論理と同じだ。それどころか、企業や国による組織的な障害者差別につながる恐れもある。いずれにしても、予算の問題より不便のないように通訳をつける、配慮をする方向で意識を持つことが必要だろう。

あえて反論したい。ある医療機関の例だ。段差解消や障害者用トイレ。いくらかかっているのか知らないが、八ケタ以上だろう。それだけの予算はあるのに聴覚障害者関係はゼロ同然だ。あちらに出せて、こちらには出せないというのはっきり言って不公平ではないか。少なくとも、公的な医療機関は市民の税金で賄われている以上、聴覚障害者も税金を払っている以上、それなりの対応をしてもよいはずだ。

それから、賢い人は言う。「本当に使うのか。用意しても使われないとこれこそ、税金の無駄遣いだと言われる」と。「使われていないのは具体的にはどういう場面ですか」と聞くと、郵便局のスロープや低床バス（ノンステップバス）の例をあげた。確かに、どちらも月に十数回くらいしか利用されていないようだ。だからといって「止めます」と言うわけにはいかないはずだ。「利用が少ない、効率が悪い」ことを理由に障害者用の客室を一般用の客室や会議室に改造したホテルの例ははっきり言って悪質だ。「社長さん自身が車いすで生活する身になってほしい」、「聴覚障害者の身になってほしい」と言いたくなる。

ちなみに、「（手話通訳などの人件費は除く）聴覚障害者関係の商品は、簡易筆談器、LED付き電光文字表示器、無線・振動呼出器など、基本セットを一セットずつ入れたとしても四五万円以下ですよ」と言うと「たった、それだけ?!」みたいなことを言っていた。早速、電卓をはじいて、「出せない金額ではないね」とも。しかし、何故か、導入には至っていない。

この程度の金額でお互いにストレスをためないですむとか、負担が軽くなる、人命が守れるなら安い買い物と思う。コミュニケーションが通じなくて、人命に関わり、損害賠償問題に発展すると、一億円あっても足りないのではないか。なぜせこいことを言うのかと思う。公的機関の場合、これこそ、税金の無駄遣いになりかねない。

一方では、「みんなが使うものには予算をつける」という考え方がある。例えば、CT検査機、骨シンチ検査機などの医療機器、エスカレーター、エレベーターなどの設備。それは正論だ。翻ってスロープ、車いすトイレとLED付き電光文字表示器と無線・振動呼出器はどこがどのように違うのかと思う。聴覚障害者に便利な物は聴者にも便利なはずなのに。放送が「うるさい」のなら、余計、電光文字表示器の方がよいと思わないだろうか。

最近は、どこに行っても費用がない、予算がないなど暗い話ばかり聞かされる。費用をかけないですむなら、それにこしたことはないが。しかし、そういうあなたもいつかは、耳・目・足などに不便を感じていく。つまり、障害者の仲間入りする可能性はゼロとは言えない。「明日は我が身」という意識を持って、施設や交通機関のバリアフリー・ユニバーサルデザイン化に力を注いでも良いのではないだろうか。

必要なモノには費用がかかるが、高齢社会、環境問題に配慮して先取りする経営者がいる。「ハンディキャップを持つお客様に配慮することは、その人にもプラスになるばかりか、その施設のイメージアップにつながるし、経済的にもプラスになる。経営者もいずれメリットを受ける立場になるということを認識する必要があると思う」（京成ホテル企画部長談）。右に倣えと言うのではないが、医療機関も積極的な対応を望みたい。

ちなみにＡＤＡをつくった米国ではどうだろうか。再び、ＮＨＫスペシャルの言葉を引用したい。

「障害者を労働力にする。米国政府のＡＤＡ制定のねらいは、少しずつ実現しています。福祉機器産業には、将来の巨大な需要が見込めます。二〇三〇年には米国にも人口の二〇％が高齢者という社会が到来します。障害者のために開発された機器はそのまま高齢者が利用できるのです。将来的に見ると開発費用を回収できるだけでなく、それ以上の利益が期待できるのです。働く障害者の数を一〇年間で三倍に押し上げた米国の福祉政策の大転換。目前の損得よりも長期的な利益に賭けたのです。この挑戦は目立った経済的効果をあげているとは言えません。ただ、確かなことがあります。二十一世紀を見据えた米国の試みは、社会の厚みと人間の可能性を広げているのです。」

米国は目先の利益より近い将来の可能性に賭けた。日本も二〇年先、五〇年先を見据えたポリシーの確立と施策の実行をお願いしたい。

七章　すべての人に優しい医療機関に——情報提供のポータルサイトに

A　医療機関に常備してほしい機器

医療機関に常備して、聴覚障害者が希望した場合は貸し出してほしい機器を列挙したい。

①ＬＥＤ付き電光文字表示器

(1)　主な目的・用途：普段は館内案内、検査などに使用。災害時は「緊急電光文字表示器」として活用する。

(2)　主な特徴：普段は各科で「○○先生は急用のためお休みです」、「学会出席のため本日の診察は○時で終了です」、「○○様、○室にお入り下さい」など。検査室では「バリウムを飲んでください」、「仰向けになってください」などに使用し、災害時は避難所などに持ち込んで「急患の方は○○にお越し下さい」、「○○様、薬ができました。受付へお越し下さい」などに使用すればよいと思う。リモコン式送信器は一六文例（一文例七〇文字までなら、日本語、英語などの併記も可）まで、登録できるし、テレビのリモコン操作の感覚で、誰でも瞬時に情報を送れるのが最大の特徴。

建物の構造にもよるが、見通しの良いところでは、半径一〇〇m以内であればリモコン式送信器で二秒以内に文字情報を送信できるし、情報が変われば、その都度、閃光と音で知らせる。

その他の特徴は次のとおり。三色発光ダイオード（LED）、立てる、置く、壁にかけることも可。九四〇gと軽く、持ち運びは簡単だ。

(3)　サイズ：「文字表示器」本体、Sサイズ、縦七×横三七×奥行き三・五cm、Mサイズ、縦二五×横九八×奥行き七・二cm。リモコン式送信器、縦一三五×横七〇×奥行き三五cm、ボタン式送信器、縦一〇×横三六×奥行き三cm

(4)　重さ：「文字表示器」九三八g、リモコン送信器一六〇g、ボタン送信器九六g。

(5)　標準価格：文字表示器、リモコン送信器の標準セットで三〇万円（リース可、七年リース で月四八〇〇円）

(6)　備考：「文字表示器」数台、リモコン送信器一台、ボタン送信器数台、文字表示器一台という組み合わせも可。オプションとして火災報知器連動型、充電器もある。また、本体も三〇cmから二mまで四種類。有線式もある。

②無線・振動呼出器

i　双方向無線振動呼出器「合図くん05」

(1) 主な目的・用途：主に窓口の呼び出し。

(2) 主な特徴：従来型の無線・振動呼出器のバージョンアップ版。多くの医療機関に設置されている「合図くんⅡ」は微弱電波を使用したため受信距離が四〇ｍと短く、トイレに入るなど、その場を離れても知りたいという要望に応えて、一〇〇ｍ離れても受信できるように特定小電力に変更した。さらに、従来の「合図くんⅡ」は一方向のため、呼ばれたことが確実に本人に伝わったかどうか不安、という声もあり、「分かりました」と返事もできる双方向タイプに切り替えた。ボタンでお互いに「呼び出し」と「合図（応答）」ができる。大声で呼び出す必要もない。受信器は手のひらにすっぽり入る。「文字表示器」は不特定多数の人が対象になるが、無線・振動呼出器「合図くん」は基本的には対象は一人（但し、ＩＤ番号の変更で一対多数でも可）。

(3) サイズ：縦八×横四・四×奥行き一・四㎝

(4) 重さ：三八ｇ（乾電池込み）

(5) 標準価格：三万四六五〇円（まとめて三〇万円以上はリース可）

(6) 備考：会議中に呼びたい人を室外など離れたところから呼び出すこともできる。騒音の激しい場所でも使える。寝たきりの方や二世帯家族でのお互いの呼び出しに。明るいＬＥＤランプもついているので視覚でも確認できる。

ⅱ「ウインブル」

(1) 主な目的・用途：主に呼び出し。

(2) 主な特徴：微弱電波を使用した無線・振動呼出器「合図くんⅡ」の代替器。受信距離は二〇～四〇m。発信器と振動式受信器の組み合わせで送信器のボタンを押すだけで、知らせたい人を呼び出すことが四名まで可能。同時にまたは別々に呼び出すこともできる。振動式受信器の振動時間は約八秒間。大声で呼び出す必要もない。

(3) サイズ：受信器、縦六・三×横七・六×奥行き二・一cm、送信器、縦七・六×四・〇×奥行き一・五cm

(4) 重さ：受信器一〇五g、送信器三五g

(5) 標準価格：一万九九五〇円（送信器一台、受信器四台）（まとめて三〇万円以上はリース可）

(6) 備考：会議中に呼びたい人を離れたところから呼び出すこともできる。騒音の激しい場所でも使える。

ⅲ「呼名人」

(1) 主な目的・用途：主に呼び出し。

(2) 主な特徴：無線・振動呼出器「呼名人」はメロディ音、光の点滅、いずれかと文字表示で知らせる。設置者側は大きな声で呼び出したり、マイクで何度も呼び出したりすることがなく、安心して患者を呼び出せる。そのため、静かな環境を確保することができ、患者は電波の届く範囲で呼び出しがあるまで、ロビーなどでゆったりとした気持ちで自由にくつろげる。別の使い方としては、スタッフの呼び出しにも使える。最大一〇〇mまで。

(3) サイズ：呼出操作器＝縦五三×横一三・八×奥行一七cm、送信器＝縦一一・八×横一二・四×奥行一・四cm。

(4) 重さ：呼出操作器＝一七〇g、送信器＝三〇〇g、呼出カード八〇g。

(5) 標準価格：一セット四二万円から。（リース可）

(6) 備考：騒音のうるさい工場やコンビニやレストランなどでも使用されている。

③ストロボライト付補助警報器

(1) 主な目的・用途：火災の発生を光・音で知らせる。

(2) 火災警報器の補助警報装置。キセノン管を使用した光で、その強さは目を閉じていても認識できる。天井型、壁掛け型、屋外用があり、さらに家庭用と施設用がある。移報接点付きの火災警報器にはそのまま取り付けられる。

(3) サイズ、縦一二七×横一二七×奥行き五六・九cm

(4) 重さ、二四〇g

(5) 標準価格：オープン価格（一〇〇台購入の場合、一台当たりの単価は五五〇〇円前後）

(6) 備考：米国ではＡＤＡ（障害をもつ米国民法）、連邦消防法などによりストロボライト付補助警報器の併用が義務づけられている。同品は米国輸出用を国内用にアレンジした物。

④簡易筆談器

(1) 主な目的・用途：窓口や病室などでの筆談。

(2) 主な特徴：インクを使わない、磁気で書けるボードなので、手が汚れない。書いたモノはボタン一つで消去。ペン紛失防止のひもがついている。これは多くの金融機関、輸送機関、通信会社、ホテル・旅館、デパート、補聴器販売店、介護ショップ、図書館などでも幅広く使われている。ブルーとピンクがある。

(3) サイズ：縦一六・七×横二七・二×奥行き二・五cm

(4) 重さ：四〇四g

(5) 標準価格：二八三五円

(6) 備考：簡易筆談器には様々なバリエーションがあるので、ワールドパイオニアにお問い合わせを。「合図くん05」、簡易筆談器「かきポンくん」、収納ケースが一体になったモノが人気。バリアフリー新法適合商品。

⑤発光タイマー

(1) 主な目的・用途：時間管理。
(2) 主な特徴：市販されているタイマーは基本的には音で知らせている。タイマー音がうるさい。音色は同じなのでどのタイマーが鳴っているのか判断できない。検査室など機械の音がうるさくて時間管理ができない。聞こえないので困る。高齢者・幼児が寝ているときに、ピー音で起こしたくない。これらのケースを見ると、音が出るタイマーは便利なようであるが意外と不便な面があることが分かる。こんな場合は便利だ。光、音、光音の三種類が選べる。三二秒間点滅（但し、ストップを押して止まる）
(3) サイズ：縦九×横七×奥行き二・四cm
(4) 重さ：一〇四g
(5) 標準価格：一八〇〇円
(6) 備考：三二秒間点滅（ストップで解除）。ブルーとピンクがある。

⑥デジタル地上波対応テレビ

(1) 主な目的・用途：字幕付き番組を見る。
(2) 主な特徴：アナログテレビで字幕付き番組を楽しむには「文字放送デコーダ」か「デコーダ内蔵型テレビ」が必要だ。ただ、アナログ放送は二〇一一年七月二十四日で終了する。それ以降はデジタル地上波対応チューナーを購入して見るか、デジタル地上波対応テレビに買い換える必要がある。二〇一一年以前でもテレビを交換するときはデジタル地上波対応テレビに買い換えることを推奨したい。
(3) サイズ、(4) 重さ、(5) 標準価格：ワールドパイオニアにお問い合わせを。
(6) 備考：パソコンで見られるデジタル地上波対応テレビもある。

⑦音声増幅受話器付きファックス
(1) 主な目的・用途：聴覚障害者が電話代わりに使う。
(2) 主な特徴：難聴者には音量増幅装置が付加されたファックスが必要。
(3) サイズ、(4) 重さ、(5) 標準価格：ワールドパイオニアにお問い合わせを。

⑧テレビ電話
(1) 主な目的・用途：主に動画を使用して交信する電話システム。
(2) 主な特徴：動画情報を送ったり、手話で交信したりするのに便利。
(3) サイズ、(4) 重さ、(5) 標準価格：ワールドパイオニアにお問い合わせを。

B　院内貸し出しシステムの構築を
医療機関で利用しているベッド、椅子、テレビ、車いすなどほとんどの商品はリース契約品だ。通常三年ないし七年で新しい商品に交換する。これらの商品はほとんど毎日使用しているのでリクエストするのは容易だ。

一方、聴覚障害者が医療機関に用意して、貸し出してほしい商品には、LED付き電光文字表示器、発光タイマー、簡易筆談器、デジタル地上波対応テレビ、無線・振動呼出器、助聴器、ファックス、難聴者用電話器、テレビ電話などがある。

機器の導入に関しては医事課長や用度課長の判断になるという。医療機関で使用している機器などは問題なく決済が降りるが、これまでに導入したことのない機器などは慎重になる。聴覚障害者関連機器の導入実績はほとんどゼロだ。担当者の中には「必要性は理解するが、問題がある」と。何が問題かというと、使用度数、導入しても年間数回しか使わない機器に予算をつけられないという。そうは言っても年一回しか使わない備品は院内にも沢山ある。これはこれとして、限られた費用を有効に使うのは良いことだ。「入院期間中だけレンタルしてもらえれば」という医療機関は多い。ところが、レンタル業者も年間何回使用するか電卓をはじく。採算があいそうなら取り扱うが、そうでないものには慎重になる。ここでも堂々巡りが続く。

経済的なメリットを知りたい人は「配慮することはプラス」(⇩関連二四一頁)を読んでいただきたい。

ここでは簡単に述べる。

バリアフリー・ユニバーサルデザインは急務だし、配慮することは長期的に見ると精神的にも社会的にも経済的にもプラスになると信じる。レンタル・リース会社の英断を望みたい。

また、我々も導入していただいた以上、カタログをラックに置く、ホームページを通じて、関連団体にPRするなりして利用を促していく。「共存共栄」していきたい。また、レンタル会社が希望するなら、ワールドパイオニアも代理店になってもよいと思う。

前述したレンタル・リースとはシステムが若干違うが、次のような運用方法もよいのではないか。いくつかのホテル・旅館で活用している方法だ。

(1) 京成ホテル方式：聴覚障害関連は各ホテルに簡易筆談器などを一セットずつ常備し、聴覚障害者が利用した際に貸し出している。なお、一つのホテルにグループの聴覚障害者が同時宿泊した場合は他のホテルから借り受けて、貸し出している。東横インもこの方式に近い。

(2) ウィークリーマンション東京方式：料理、洗濯なども自分でやるというコンドミニアム型のホテルを東京中心に約四〇店舗経営している会社だ。簡易筆談器、屋内信号装置、文字放送デコーダなどを各五セットずつ、本部にプールしている。聴覚障害者のお客様が宿泊を希望すれば、そのホテルに配送し、使えるようにしている。似たようなシステムを採用している会社にラフォーレ倶楽部がある。

(3) 道後温泉旅館協同組合方式：愛媛県松山市道後温泉組合は組合事務所に屋内信号装置などを常備し、組合のホテル・旅館には無償で、非組合のホテル・旅館には有償で貸し出している。

(4)　十和田湖温泉郷旅館組合方式：十和田湖地区にある各旅館が自主的に障害者に必要な機器を購入、常備し、不足が生じたら、お互いに借りたり、貸したりしている。

いずれも限られた予算などを有効に使い、利用が増えれば、増やしていくそうだ。病院などが一括管理して、必要に応じて貸し出しするのもよいかと思う。医療機関もこれらを参考にして障害者のための配慮を推進していただきたい。

C　聴覚障害者用日常生活用具

また、補聴器を使いこなしている人でも就眠中や入浴時は補聴器を外すが、この間は来客が押すチャイムの音はもちろん、非常ベルの音、赤ちゃんの泣き声も聞こえないなど、生活情報が入らない。そうした場合には補聴器の代わりになる日常生活用具が必要だ。聴覚障害者は程度の差こそあれ、音声やコミュニケーションに関して支障があるので、話していることが文字になる工夫があるとよい。これを研究している大学や研究機関などはある。

肢体障害者や視覚障害者のための商品はいろいろつくられているが、聴覚障害者の生活に役立つ商品やサービスは非常に少ない。その最大の理由は障害が見えないのでメーカーの人々は聴覚障害者が何に困り、どのような不便を感じているのか、どのような商品・サービスを必要としているのか、理解できないためである。

聴覚障害者用のサポート機器については、市販されている商品の中から主なものを紹介する。

医療機関で働く人は一読の上、聴覚障害者にはこういう物があることも紹介していただければ嬉しい。

①テレビ関係

「文字放送デコーダ」は字幕・文字放送を見るための装置で、外付け型と内蔵型がある。二〇一一年にデジタル放送に移行する関係で減少し、この商品は一種類しかない。これも間もなく製造完了になる。逆にデジタル放送対応テレビが家電メーカー各社から販売されている。

テレビの音声を増幅させて聞くためのサポート機器としては、軽度・中等度難聴者は付属のイヤホンでほぼ間に合うが、高度難聴者には耳かけ形や箱形補聴器のテレホン回路（磁気コイル）を使用して音を増幅させる方法がある。

一人のときはよいが、複数の聴者と一緒に見ているときは音量の大きさにもよるが、「聞こえない」「音が大きくてうるさい」などのトラブルがある。解消方法としては裸耳で音を増幅すれば何とか聞こえる人は、テレビ音声拡聴器を併用。補聴器を装用している人はテレビ用磁気誘導システムなどを活用している。

②電話・通信関係

通信機器としては携帯・ファックス・テレビ電話などがある。

携帯電話／PHS用電話は、聴覚障害者の中にも若者を中心として使用する人が爆発的に増えている。補聴器を併用して電話が聞こえる人は、Tリンクという補助具を使用して音声会話をしている人もいる。

電話機では難聴者用音声増幅電話があり、補聴器を併用して使うと一〇〇dBまでの難聴者でも使える場合もある。

難聴者が出先から電話をかけるときは音声増幅機能付き公衆電話を使えばよいが、それがないところからは電話音声増幅補助器の併用が便利である。

電話やファックスの呼び出し音の代わりに光で知らせる補助機器は、無線式と有線式がある。

「テレビ電話」は手話を好む人から期待されており、ADSLや光ファイバーを使用すればテレビの動画なみの映像が得られるようになった。専用のモデムを既存のテレビにつけて使用するタイプのテレビ電話から、電話機、テレビ電話一体型もある。

最近は、電子メールなど文字交信ができるモバイル通信機器が若者を中心に使われているが、高齢の聴覚障害者は「ファックス」のほうをよく使用している。

③呼び出し関係

ドアチャイムの代わりになる物として、無線振動呼び出し器がある。これは、病院・銀行などの窓口、ホテルの内と外でも使われているが、家庭の階上・階下、建物と庭などで使うと便利で、見通しのよいところでは一〇〇m以上も届く。医療機関等では返事もほしいので双方向タイプがお勧めだ。
来客を光で知らせるものから、呼び出し、来客、目覚まし、連絡などの多機能集中監視装置もある。

④視聴覚関係

補聴器を活用できる難聴者が職場での会議や講演などを離れたところから聴取するには、「会議用拡聴器」が有効である。軽度の難聴者には、助聴器がある。また、離れたところで会話などを聞くためにはFMシステムがある。見通しの良いところでは一〇〇m離れても聞こえる。その他に磁気ループシステムなどもある。

完全失聴者は、多数の場合は「手話通訳」か「要約筆記」、一対一の場合はノートテーカー（聴覚障害者のために筆記援助する人）に依存するしか方法がなく、書いて消せる、繰り返して使えるエコロジー商品の簡易筆談器も重宝されている。これは個人の家庭でも使えるほか、航空会社、銀行、デパート、病院、駅などの窓口などでも普及している。

⑤補聴器

補聴器には、耳掛け形、箱形、耳穴形などがあり、聴力や用途、好みによって異なる。最近では小指先サイズなのに雑音を軽減させる機能のついたデジタル補聴器や，耳かけ型のＦＭ補聴器が増えているが、購入の前に専門医や専門店に相談して試聴後購入してほしい。

⑥目覚まし関係

振動で知らせる腕時計、枕の下などに入れて使う振動型時計、マット型の振動時計、ポケット型時計などがある。また、発光タイマーもある。

⑦体験セット

番外になったが、学校や施設などで聴覚障害者用日常生活用具を試してみたいというところには、体験セットの貸し出しを行っている。無線・振動呼出器、発光タイマー、手話付きＶＴＲなどの貸し出しは無料だが、送料は依頼者負担。ワールドパイオニアに申し込むと良い。

Ｄ　制度の紹介（補装具、聴覚障害者用日常生活用具）

次頁のような施策もあることを患者に情報として提供していただければ助かる。

※詳しいことは左記にお問い合わせ下さい。

中野区中野三－三三－三　インツ中野ビル五Ｆ　株式会社ワールドパイオニア

ＴＥＬ〇三－三三一九－二一八二／ＦＡＸ〇三－三三一九－二一七七　wp@wp1.co.jp

項目	主な用途	等級	年齢	上限	自治体
聴覚障害者用情報受信装置	テレビの文字放送を楽しむ	制限なし	6歳以上	88900円	全国
携帯用信号装置	呼び出し	1~3級	6歳以上	18000円から20200円まで	東京都、埼玉県、金沢市、宝塚市等
聴覚障害者用通信装置	ファックスまたはテレビ電話	制限なし	6歳以上	71000円まで	全国
屋内信号装置	来客などを光振動などで知らせる	1~2級で、聴覚障害者のみまたは準ずる世帯	18歳以上	87400円	全国
補聴器対応電話機	難聴者用電話機	3級または4級	18歳以上	25000円	東京都中野区
火災警報器		1級、2級	6歳以上	31000円	全国
自動消火装置		1級、2級	6歳以上	28700円	全国
フラッシュベル	電話の着信	1級~3級	6歳以上	12400円	東京都
会議用拡聴器		1級~4級まで	6歳以上	38200円	東京都

折角の機会なので、他の提案もさせていただきたい。

E　障害学を必須科目に

聴覚障害に関する関心の高まりと共に、言語聴覚士、手話通訳士などの国家資格も取れるようになり、いくつかの専門学校の中にはこの方面のコースを用意するところも増えてきた。

一般的に言って医師、看護師、レントゲン技師などの聴覚障害者に関する知識は乏しい上に、前述したように、例えば聴覚障害者は手話で話す、口話が上手、聴覚障害者はしゃべれないと思い込んでいた、この機器を使えば聞こえる……など誤って理解している場合もある。時と場合によっては水面に投げかけた石が波紋になって誤解を広げていっている面もある。何らかの形で得た情報は長い間、知識として記憶されていく。正しい情報ならよいが、誤解は誤解として受け継がれていくようだ。

それに補聴器や福祉機器に対する適合訓練やアフターサービスがきわめて不十分である。肝心なことは、補聴器や福祉機器をユーザーの生活の中にどのように活かすか、生活を質的にどのように変化させるかを正確に把握することである。そのためにも関連施設は、可能なかぎり相談、適合訓練を行えるような機能を備えるべきである。

高齢者や肢体障害者の問題はカリキュラムの中で取り上げられているが、情報障害や情報バリアフリーについてはほとんど取り上げられていないことも大きな問題だ。

ことに「障害」についてはそれが当てはまりそうだ。なぜ、誤解された情報が一人歩きしているのか。恐らく、医学、看護学などのカリキュラムの中に「障害学」が含まれていないからだと思う。これを解決するには「障害学」をカリキュラムに組み込み、教育していくしか、解消する方法はなさそうだ。もっと言えば障害のある人もない人も共にふれ合い、学ぶことが一番だが。

医師、看護師、介護士、ケアマネージャーなどすべての資格取得の際には「障害学」を必須科目に入れて、履修させ、さらに介護施設、障害者施設、在宅介護などの現場で三年以上の実務経験などを積み、国家試験にも「障害学」を出題させるくらいのことをしないといけないのではなかろうか。それから命を預かる医師や介護福祉士などには単に技術をマスターさせるだけでなく、人間とは、社会とは、そして、人間と社会の関係、医療、介護と人間の関係なども学ばせる必要を感じているのは私だけだろうか。そして、ベン・ケーシー的な医療従事者の再来を期待したい。

F　お薦めの本（順不同・税込み）

①『ゆうことカリンのバリアフリー・コミュニケーション』芳賀優子・松森果林著、小学館、一三六五円。視覚障害者と聴覚障害者が書いたバリアフリー・コミュニケーション。医療機関や老人医療に携わる方などにお勧め。

②『医療現場で働く聞こえない人々——社会参加を阻む欠格条項』聴覚障害をもつ医療従事者の会編、現代書館、一六八〇円。聴覚障害を持つ医師、看護師、薬剤師、臨床検査技師、言語聴覚士、精神保健福祉士の経験からの提言。

③『耳の不自由な人の生活を知る本～心の支援とサポート器具』株式会社ワールドパイオニア編、小学館、一二六〇円。耳のことで困っている方の生活を描いた漫画六編が分かりやすい。機器五二点の紹介やサポート機関のデータも収録。

④『聴覚障害者の心理臨床』村瀬嘉代子編、日本評論社、一九九五円。聴覚障害者の心理臨床の特性と配慮の必要性を強く訴える。当事者を含む九人の筆者が自分の経験を中心にまとめている。

⑤『中途失聴者と難聴者の世界——見えない健常者、気づかれない障害者』山口利勝著、一橋出版、一四七〇円。コミュニケーション不全の状態におかれている中途失聴者、難聴者の内的世界とその苦痛を洞察、見事に描き出す好著。

⑥『補聴器完全マニュアル～耳と上手につきあう方法』古宮仁・須山慶太著、文芸社、一三六五円。初心者のための補聴器ガイド。聞こえの仕組みから補聴器購入方法、上手な使用方法まで分かりやすく説明している。

⑦『言語聴覚士の仕事』日本言語療法士協会編、朱鷺書房、一六八〇円。一九九七年、言語聴覚療法士法が成立したが、有資格者は少ないという。聴覚障害者関係の仕事をする人の増加が望まれる。

⑧『介護保険と聴覚障害者——コミュニケーション支援からみた課題と改善への提言』全国手話通訳問題研究会編、クリエイツかもがわ、一五七五円。高齢聴覚障害者が介護保険を利用

するときの情報保障をどのようにしていくべきか、また、手話通訳の派遣はどのようにあるべきか、を考察している。

⑨『あなたの声が聴きたい――難聴・中途失聴・要約筆記』藤田保・西原泰子編、文理閣、一九九五円。音声言語のコミュニケーションを基礎に孤高のチャレンジを続ける中途失聴者と難聴者。本書には二〇名の体験原稿が寄せられている。

⑩『〝音〟を見たことありますか』E&Cプロジェクト編、松井智監修、小学館、一三三三円。「音のない世界」を擬似体験できる本としてお勧め。耳の不自由な親子の奮闘を描いた漫画など。小学生から大人まで楽しめる。

⑪『耳のことで悩まないで』社団法人全日本難聴者・中途失聴者団体連合会編、七〇〇円。難聴の当事者が自らまとめたサポートガイド。聞こえの問題を豊富なイラストで幅広く取り上げており、読みやすい。

⑫『難聴高齢者サポートハンドブック』難聴高齢者のサポートを考える研究会編著、日本医療企画、一二六〇円。加齢に伴い、聴覚に障害をもつ高齢者。不便や不快に対処し改善するための周りの方のサポート方法をまとめた実用書。

⑬『手話で必見、医療のすべて《外来編》』高橋英孝監修、財団法人全日本ろうあ連盟、二一〇〇円。医療機関の人々などを対象に、受付、各科の役割などを含めて、各種の病名、検査方法、薬の種類など必要な手話単語、手話文法なども掲載している。

⑭『聴覚障害者のための受診便利帳』高橋英孝編、法研、一八九〇円。本書は聴覚障害者と医療従事者をつなぐ、コミュニケーションブック。受付から会計までの一連の会話を指さしで行える。

⑮『医療手話辞典――病院ですぐに役立つ手話』NPO法人広島県手話通訳問題研究会医療班編、三九九〇円。病院ですぐ役立つ手話の続編。

あとがきにかえて——正常な社会とは

最後になったが、聴覚障害者側の責任にも触れておきたい。

一　聴覚障害者としての責任

円滑なコミュニケーションというのは、相互の努力の中で築いていくものである。時には妥協、よく言えば歩み寄りは必要だ。スムーズにできるかどうかは、そこにいる人々がどの程度、歩み寄るかにかかっている。

この部分の問題を解く鍵は、特に聴覚障害者自身が、自分の障害をどのように説明し、どのような配慮を求めていくかにかかっている。なぜなら、聴覚障害は肢体障害や視覚障害などと違って外から「見えない」のであり、本人が「聞こえないことを」説明しないかぎり解決の糸口は見えない。

繰り返しになるが、聴覚障害者は順番待ちの呼び出しや受診などの場面で困ることが多い。特に難聴者・中途失聴者は話せるため障害を気づかれずに誤解を受けるケースもある。また、難聴者・中途失聴者の中には手話が苦手な人が多く筆談は欠かせない。

いずれにしても、遅れている聴覚障害者の福祉環境を整備するには、バリアフリー新法、消防法や公営住宅法をはじめとする関連法規、制度の見直しも不可欠である。法改正は何度もできるものではないので、この際高齢者や障害者向けの配慮を盛り込むよう、各障害者団体は団結して働きかけるべきだと思う。

障害者の環境整備問題の改善に当たっては、障害者と環境のあり方について団体間でもっと勉強し、整理しておく必要がある。

聴覚障害者の九九％以上は後天性の聴覚障害者。特に高齢で聴覚障害者になった人が六五％以上だ。こういう人は個人差はあるが「障害の受容」が難しい。つまり、障害者としての自覚が不足し、コミュニケーションの不自由のため、自閉してしまい、自ら訴えようとしない傾向が強い。加えて、「聴覚障害は隠すもの」という考え方、風潮が強く残っており、これもあってなかなか表面化しにくい。言語獲得期以前に聞こえなくなった人はこの世に音声とコミュニケーションがあることを知るとともに堂々と発言してほしい。特に「手話を!!」

いずれにしても、「内なる障害」を克服しないと聴覚障害者問題解決はできない。

二　垣根を越えて

「インフォームド・コンセント」（医師と患者による合意）が叫ばれてから久しい。患者の要望を聞こうということで「目安箱」を用意する医療機関も増えてきた。書くことはただなので、不便だったこと、困ったこと、改善して欲しい点などを積極的に書いて提出してほしい。これは手紙でも、ホームページでも、相談室でも受け付けている。どんな形にしろ、ハッキリしていることが一つある。「動かないと変わらない」ということだ。

それから、要望を出した以上、それに対する答えが欲しい。その答えをお客様に見える形で出すことも大切だ。要望を出した人に丁寧に回答している医療機関も増えてきている。ホームページなどで患者からの要望と回答を公開している医療機関もある。例えば、昭和大学病院のように患者サービス向上委員会で議論して、回答をロビーなどで公開している医療機関もある（写真）。私はそこに「誠意」を感じた。このような医療機関が増えて欲しい。

続いての話題だ。医療機関は「インフォームド・コンセント」を持ち出すまでもなく、患者のために尽くそうとしている姿勢が見えている。ところが、聴覚障害者の情報バリアフリーに至っては積極的ではない。多分、前述したが、医評機構に評価されないことはやりたくないようだ。そういうなか、聴覚障害者のための配慮に力を入れ始めた医療機関が増えてきたような気がする。私も二年ほど前から改

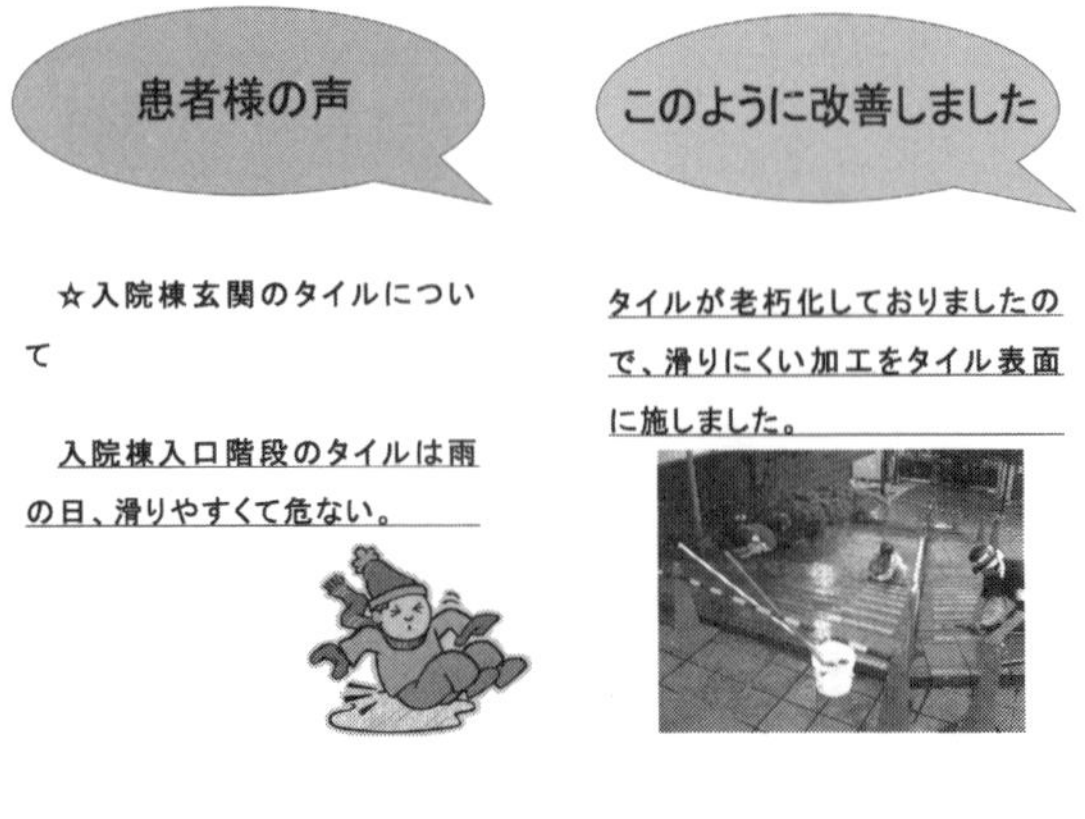

患者様の声
☆入院棟玄関のタイルについて
入院棟入口階段のタイルは雨の日、滑りやすくて危ない。
このように改善しました
タイルが老朽化しておりましたので、滑りにくい加工をタイル表面に施しました。

善委員会に呼ばれる機会が増えてきた。だが、ほとんどの場合、手話通訳なしで、一〇分程度だ。まるで学会並みの発表だ。これだけ問題が多いのに一〇分でまとめるのは至難の業だ。

この点、聴覚障害外来の創設を検討している昭和大学病院はかなり積極的だ。聴覚障害者の患者が来院したとき、不安や不便を感じさせないようにするためにはどうしたらよいのか、医師や看護師の負担を減らす方法なども含めて、聴覚障害外来新設に向けて議論している。この委員会には聴覚障害者、院内の手話関係者、医師、看護師など関係者も参加して会議を進めた。このような形での検討会議は私が知っている限り、同大学が初めてと思う。私はこの委員会に外部委員として招かれた。これも数回だ。入院した経験も生かして、何をどのようにしていけばよいのかも提案させていただいた。

昭和大学病院の試みは始まったばかりだ。医評機構があまり評価しない部分にも踏み込んだことは重要だと思う。誰かがやらないと変わらないのだから、英断を讃えたいと思う。同大学の聴覚障害外来がオープンしても様々な屈折はあると思うが、難問をクリアしつつ、関係者が一丸になって取り組んでいくかぎり道は開ける。私もこのように真剣に取り組んでいくところには協力を惜しまない。「千里の道も一歩から」という諺を思い出す。ティッシュペーパーを湿らせるように地道に進めましょう。こういう仕事は、当社も成果が出るまで一五年かかったのですから。

三　ハードとソフトは車の両輪

コミュニケーションの方法も自分で身につけて、「聞こえる人が受けられるサービスは聞こえない人もそれなりに受けられるように」要求をはっきりと出すべきである。その要求に応えるのは、社会側の責任である。

「聴覚障害者に対する配慮が遅れている」。これは社会の聴覚障害者問題への無理解も否定できないであろうが、私からみれば、聴覚障害者側からの社会へのアプローチがまだ足りないと思う。例えば、施設側から「聴覚障害者側からは特に要望が出されていない」という意見もあれば、一方では「磁気誘導ループを設置しているが、一度も使われていない」とか「使われないものを追加設置するわけにはいかない」という疑問も出されている。大がかりな磁気誘導ループは建築時点で埋設されるので、設置の説明や案内がないとわからない。また手話、要約筆記など人的な配慮にしても、「せっかく手話を覚えたのに誰も活用してくれない」（手話のできる人）の声も聞く。しかし、誰が手話ができるのか、外見からは判断できないのである。聴覚障害者側から言えば、「手話通訳者」「要約筆記者」と表示をつけてくれていたらと感じる。その理由を説明するとともに、障害者側から積極的に案内表示なども提案していくべきである。

四　自分の身は自分で守る

いずれにせよ、ハード（物）を用意してもソフト（案内など）がないと宝の持ち腐れになりやすい。言い換えれば、「ハードとソフトは車の両輪」であることをきちんと施設や行政側に伝えるべきだと思う。

また「誰かがやってくれるだろう」という他人まかせの姿勢では何ごとも解決しないことを、特に障害者は肝に銘じておくべきであろう。

それから、何でもかんでも福祉。福祉で給付されるなら、もらう。自費で購入するなら「いらない」という風潮がある。つまり、慣れている不便さを選んでいるのだ。テレビの内容が分からなくてもよい、来客が分からなくてもよい、火災に遭って焼死してもよい、と考えているのだろう。特に災害のときはみんな、自分が先に避難する。他人は助けてくれないと考えたほうが無難だ。どんな形にしろ、自分の身は自分で守る、費用はかかると思うが、保険に入ったつもりでかけておくことをお勧めしたい。「自分の生活を守るために金を出すのが嫌、ということは、自分で墓穴を掘っているのと同じことだ」ということを知るべきと思う。

五　正常な社会とは

障害は「ある個人とその環境との関係において生ずるものである」（国連決議、昭和五十六

（一九八一）年」という基本的な考えを踏まえて、現在の社会環境が障害者に社会的不利をもたらす事実を再確認し、人々が社会生活に参加することを制約する社会的不利、障害の解消に努力すべきである。障害のある人もない人も。

なぜなら、今や「人生五〇年時代」から「人生八〇年時代」という高年齢化社会の真っ最中にある。しかし、人間も生物である以上、自然のなりゆきにまかせたとしても年齢とともに体のいたる所に故障が生じ、何らかの形で障害者になる可能性は十分にある。そして、すでに障害者になった人（私も含めて）はダブル障害を負う可能性もある。しかし、障害を負うことは結果論であって、自分の責任ではない。人間に優劣もない。人間、誰しもが「ありのままの姿」で生活したいと思っている。障害者も社会の一員である以上、ありのままの姿で生きたい。そしてありのままの姿で町のあらゆる施設や交通機関を利用したい。「ありのままの姿」で生きていけるように保障するのは、社会に住む人々全体の責務だと考える。

障害者の環境問題については、それを個別の特殊問題としてとらえたり、解決しようとしたりすべきではない。もし、「配慮できない」とするなら、すべての人々が「ありのままの姿」で生きることを否定するのと同じである。

それどころか、万一、火災情報が分からないために死亡事故でも起きれば、安全管理をしていたのかどうか、その施設の責任も問われる時代になっている。死亡事故などに至らなくても、イメージダウンしただけでも経営が脅かされる場合もある。医療機関における医療事故や一酸化炭素中毒事故を起こしたメーカーがよい例だ。金額の多少に関係なく、配慮することには費用がかかる。この費用と人命を天秤にかけた場合、人命の方が高くつく時代だ。特に政策立案者や経営責任者はこのことを肝に銘じておきたいモノだ。

最後になるが、「見える」「歩ける」「聞こえる」と言われている人々を中心にした社会が〝正常な〟社会ではない。障害をもつ人ももたない人も、共に生活できる社会こそ〝正常な〟社会なのだ。すなわち、障害者を社会に合わせるのではなく、社会を障害者、高齢者も安心して利用できるように変えていかなければならない。

障害者に優しい社会はそうでない人にも優しいという「共生」の理念をかみしめたいと思う。「元気な人」の協力と障害者の努力・協力は車の両輪である。

六 人が通る。道ができる

関係者はそれぞれ専門分野が違うかも知れない。けれども、目指す頂上は同じだ。それぞれが持っている知恵などを寄せ合えば、何かができるような気がする。何故なら、バリアフリー・ユニバーサルデザインは自分の問題であり、みんなの問題なのだから。政治家も行政関係者も研究者も年を取れば目・耳・足などに不便を感じていくはずだ。「明日は我が身」という視点に立って、バリアフリー・ユニバーサルデザイン化の問題を考えていただきたい。とにかく、誰かが動かないと世の中はよくならないと思う。

私は中国の文学者魯迅《ろじん》の言葉が好きだ。
「わたしは思う。希望というものは、もともとあるとも言えないし、ないとも言えないものである。それはちょうど地上の道のようなものだ。歩く人が多くなれば、それが、道になるのだ」（『阿Q正伝』（講談社文芸文庫））
「人が通るから道ができる」のだ。各々がパイオニアになっていただたきい。そして、いまわの際、「生まれてきてよかった」と言えるような生き方をしてほしいものだ。

この本には外国の医療機関における聴覚障害者の関わり方（例えば、電話リレーサービスやオランダの聴覚障害者巡回相談カーなど）や聴覚障害者の医師（藤田 保氏、関口麻理子氏、熊埜御堂 浩氏など）や看護師の取り組みなども紹介したかったが、頁の関係で割愛せざるを得なかった。次の機会に取り上げたい。

本をまとめるに当たり資料などを提供してくださった財団法人全日本ろうあ連盟、社団法人全日本難聴者・中途失聴者団体連合会、そして、各地の聴覚障害者団体にもお礼申し上げます。さらに、資料を提供してくださった中野総合病院の森久保 豊氏、元東京都心身障害者福祉センター言語聴覚士・筒井優子氏、「北千住西口・みみ・はな・のどクリニック」の平野浩一氏、イラストを描いてくださった當 恵奈さん、現代書館の小林律子さんらにお礼申し上げたい。

中園秀喜（なかぞの・ひでき）
（ペンネーム　岩渕紀雄）
一九四八年、大分県生まれ、三歳のとき、猩紅熱にかかり失聴。株式会社ワールドパイオニア・代表取締役、ベターコミュニケーション研究会バリアフリー・アドバイザー。
著書『しじみ貝の詩』（日本放送出版協会）、『自立への条件』（日本放送出版協会）、『燃える手で、友よ！』（主婦の友社）、『喜怒哀楽そして夢』（主婦の友社）、『耳の不自由な人の生活を知る本』（小学館）、『社長、バリアに挑む』（同友館）
聴覚障害に関わる総合情報誌『いくお〜る』（ベターコミュニケーション研究会）編集部。
NHK『聴覚障害者の時間』司会、総務省消防庁・経済産業省・国土交通省・厚生労働省各バリアフリー・ユニバーサルデザイン関係委員。
平成十四年「第四回ありのまま大賞」受賞。平成十五年度「東京都バリアフリー推進企業・石原都知事感謝状」。平成十五年度「障害者雇用促進進好例企業・会長賞」受賞。
住所　〒一六四-〇〇〇一　東京都中野区中野三-三三-三-五階　株式会社　ワールドパイオニア内
電話　〇三-三三二九-二二八二（代表）
FAX／TEL　〇三-五三八五-七七七六（直通）
電子メール　nakazono@wp1.co.jp

拝啓　病院の皆様
――聴覚障害者が出合うバリアの解消を――

二〇〇七年三月三日　第一版第一刷発行

著　者　中園秀喜
発行者　菊地泰博
発行所　株式会社現代書館
東京都千代田区飯田橋三―二―五
郵便番号　102-0072
電　話　03（3221）1321
FAX　03（3262）5906
振　替　00120-3-83725

組　版　コムツー
印刷所　平河工業社（本文）
東光印刷所（カバー）
製本所　矢嶋製本

校正協力／東京出版サービスセンター

ISBN978-4-7684-3466-6
定価はカバーに表示してあります。乱丁・落丁本はおとりかえいたします。
http://www.gendaishokan.co.jp/